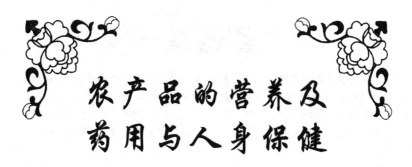

农产品的营养及药用与人身保健

赵　叶　编著

U0301752

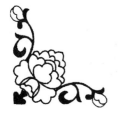

金盾出版社

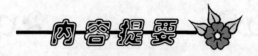

内容提要

本书收集研究了粮油、蔬菜、水果、中草药四大类 200 多种农产品内含的营养及食用、药用方法，并告诉人们为了健康长寿，正常情况下应该吃什么、怎么吃；身患不同疾病的时候应当吃什么、怎么吃。附录中还收集了各种花卉对人身健康的积极作用及影响，为了健康长寿居家应该怎样绿化。

图书在版编目(CIP)数据

农产品的营养及药用与人身保健/赵叶编著. -- 北京：金盾出版社,2012.9

ISBN 978-7-5082-7797-4

Ⅰ.①农… Ⅱ.①赵… Ⅲ.①农产品—食品营养②产品—食疗法 Ⅳ.①R151.3②R247.1

中国版本图书馆 CIP 数据核字(2012)第 176780 号

金盾出版社出版、总发行

北京太平路 5 号(地铁万寿路站往南)
邮政编码:100036 电话:68214039 83219215
传真:68276683 网址:www.jdcbs.cn
封面印刷:北京凌奇印刷有限公司
正文印刷:双峰印刷装订有限公司
装订:双峰印刷装订有限公司
各地新华书店经销
开本:880×1230 1/32 印张:6.25 字数:200 千字
2012 年 9 月第 1 版第 1 次印刷
印数:1～6 000 册 定价:15.00 元

(凡购买金盾出版社的图书,如有缺页、
倒页、脱页者,本社发行部负责调换)

前　言

　　世间的植物、果品浩如烟海，形态、结构、味道、特征、习性、功效各不相同，千姿百态，丰富多彩。它们不断生长着、繁衍着，构成了宏观世界中最为生机勃勃的自然景观。但人们最为常见、与人类关系最为密切，日常生活中不可或缺的东西，可以说便是农产品了。

　　在阡陌的田野上，坡地山谷间，江河湖泊中，麦浪滚滚，稻谷飘香，树木葱郁，果甜蔬美，菱藕碧翠，芦莲蔓生，它们以丰硕的果实给人类提供充足、必需的各种营养。

　　农产品不仅是人类赖以生存的物质基础，而且还是人类的"保健医生"，它们对促进人体的生长发育、补益精气、防病抗病、强身健体、延年益寿都起着不可替代的作用。人们每天都要从农产品中的稻谷、杂粮、瓜果、菜蔬中获取丰富、充足、源源不断的营养。"食药同源"、"食医同源"，通过这种愉悦的吃喝方式达到强身健体、防病治病的目的。正如流传在民间食疗养生的歌谣中所说的："五谷杂粮养身宝，果蔬佳肴营养高，萝卜化痰消胀气，芹菜能降血压高，三片生姜防感冒，一瓣大蒜治肠炎，韭菜壮阳暖腰膝，花生可降胆固醇，多吃核桃能健脑，常食枸杞可补肾。"又有："绿豆解暑热，红枣补脾胃，百合润肺腑，莲子安心神，山药养胃气，香蕉通便秘，薏米可去湿，胡椒能驱寒，芝麻润五脏，南瓜降血糖。"都说明农产品对健身的重要作用。此外，三七、芝灵、川芎、黄芪、丹参、桑叶、天麻、红花、白术、当归、麦芽、乌梅、荷花等众多的农产品，其本身就是最常见、最通用的中药材，其强身健体治病疗疾的作用更是自不待言了。

农产品胜过药物。现代科学研究证明，人们的许多疾病是由于服用药物而引起的，凡药三分毒，长期或大量服用某些药物，所带来的"药源病"是严重威胁人类健康的主因之一。因此，充分利用能强身健体，防病治病的农产品，实在是既省钱，又安全，并可避免药物副作用的最好措施与方法，值得高度重视。

本书精心选编了300多种农产品，分为粮油仓库、四时水果、蔬菜佳肴、药材之源、绿化环境、观赏养心六类，逐个对其营养价值及其保健作用一一阐述，以期广大读者有一个较全面的了解，并从中获益。

由于作者的知识水平有限，在选编中遗漏和不足之处在所难免，敬请广大读者赐教指正。

编　者

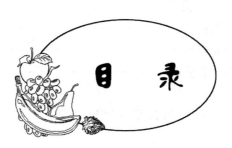

目　录

第一章　粮油仓库

第二章　四时水果

第三章　菜蔬佳肴

第四章　药材之源

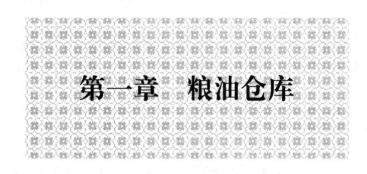

第一章　粮油仓库

稻谷——五谷之首

我国是栽培稻谷的发祥地，也是世界上最大的稻谷生产国，稻米是我国人民饮食中最重要的粮食。古人是把吃米饭视为日常生活中的头等大事，所谓："食于稻，衣于棉，于汝安乎"，便是说明。我国栽培稻谷历史十分悠久，我国考古学家在浙江余姚县河姆渡发现的新石器时代遗址中发掘出来的大量陶器、石器、农具以及炭化稻谷中，证明我国人民种植稻谷的历史已有 7000 多年。远在商周时代，由于水利条件限制了水稻种植面积，随着铁器的广泛使用，水利工程的兴建，到了汉代水稻就得到了大发展，到了宋代水田稻作，便逐渐被扩展到北方地区了。作为亚洲文化而存在着五谷（稻、麦、黍、稷、粱）之一的稻米，已成为全国广大民众最主要的粮食作物，千百年来，春来夏初，在长江两岸，大河南北，江南水乡，青秧随水插，遍地稻花香。

稻米是由一年生禾本科植物水稻的果实去皮生产的，其营养价值甚高，它所含有的淀粉、蛋白质、矿物质、钙、磷、钠、镁等，能提供人体所需要的多种营养需要，其所含的蛋白质约占人体蛋白质总量的一半,是人体热能最经济的来源。我国人民饮食结构是以谷粮为主的,因此也是最适合人民大众所需要的。稻米还有着许多食疗价值,据《本草纲目》中记载,它有着"暖脾胃止虚寒泄痢、缩小便,收自汗"的功效。医学家还认为它能"益气止泄,主消渴、坚大便。"

稻谷一身全是宝,发芽的稻谷,中医称之为"谷芽",它有着"扶脾开胃、下气和中、消食化积"功能,可健脾、开胃、下气、消食,常用于治疗食欲减退、消化不良等症。稻谷中含有丰富的维生素 B,可用于治疗脚气病,稻米水(米泔),有着益气、解毒、止烦渴等功效。

稻谷中粗纤维和灰分主要分布在皮层(即米糠)中,全部淀粉和大部分的蛋白质则分布在胚乳(即大米)内,维生素、脂肪和部分蛋白质则分布在糊粉层和米胚中。一般稻谷脱壳得到的是糙米,糙米碾去糠层得到的是大米,因此谷壳中主要含有纤维和灰分,米糠中含有一定量的蛋白质及大量的脂肪和维生素,大米中主要含有淀粉和蛋白质,因此加工精度越高,营养损失越大。目前市售的营养强化米就是在普通大米的基础上添加人体所需要的营养成分以弥补加工时营养成分的损失。

大米中含碳水化合物 75% 左右,蛋白质 7%～8%,脂肪 1.3%～1.8%,并含有丰富的 B 族维生素等。大米中的碳水化合物主要是淀粉,所含的蛋白质主要是米谷蛋白,其次是米胶蛋白和球蛋白,其蛋白质的生物价和氨基酸的构成比例都比小麦、大麦、小米、玉米等禾谷类作物高,消化率 8%～83.1%,也是谷类蛋白质中较高的一种。因此,食用大米有较高的营养价值。但大米蛋白质中赖氨酸和苏氨酸的含量比较少,所以不是一种完全蛋白质,其营养价值比不上动物蛋白质。

大米中的脂肪含量很少,稻谷中的脂肪主要集中在米糠中,其脂肪中所含的亚油酸含量较高,一般占全部脂肪的 34%,比菜籽油和茶油分别多 2～5 倍。所以食用米糠油有较好的生理功能。

《本草纲目》中还认为糯米可用于止汗,籼米有温中益气、养胃和脾、除湿止泻的功效,粳米可通血脉,和五脏对热病津伤,烦渴者有疗效。中药白虎汤、竹叶石膏汤便是以粳米作为调和中宫之用。

我国劳动人民在长期栽培稻谷的实践中,培育出很多质净、色白、产量高而味道好的优良品种,以"五里国香"的长沙香稻、齐头白圆的苏州香子、一颗达300多粒的潮州三穗子等,都誉满全球。

特别是我国水稻专家袁隆平所栽培的杂交水稻,亩产达800多斤,被誉为"世界杂交水稻之父"。这一成果,可使中国与世界近年因种植杂交水稻而增产的粮食,可多养活几千万人,为人类生存与发展作出重大贡献。随着农业科学技术的发展,我国水稻专家们还培育出有着30多个品种、含有不同营养成分的五彩稻,并研究如何用以治疗因缺少某些微量元素而引起的疾病。

大麦——抗癌治百病

大麦系禾本科一年生草本植物,又名饭麦、赤膊麦。我国是世界上栽培大麦最早的国家之一,青藏高原是大麦的发祥地。《诗经·周颂》里有"贻我来牟"之句,来,是小麦;牟,是大麦。《吕氏春秋》也有"孟夏之昔,杀三叶而获大麦"的记载。直到今天,大麦仍然是青藏高原和西南地区的主要粮食作物,我国长江以北各省亦有出产。大麦既可磨粉食用,又是畜禽的好饲料,古人有"做饭滑,饲马良"之说。在国外,人们历来认为,古罗马角斗士之所以有非凡的力量,就在于他们吃的食物中有丰富的大麦,说明大约6000年前,大麦已被视作强壮性食物了。

大麦的营养特点是富含淀粉,含有多种消化酶,易于被人体消化吸收。一般多煮粥食用,若辅以各种作料可煮出不同风味的麦片粥,用此在国内外都把麦片看做是高营养的方便食品。医药上用大麦生产酵素、酵母消化类药物。

中医很早就认识到大麦的药用价值,称其味甘、咸,性微寒,有益气补中,利水通淋等作用。如《本草拾遗》说它能"调止中泄,令人肥健";《调燮类编》认为"大麦性平凉,助胃气,为面胜小麦,而无燥热。今人喜小麦,而讳言大麦,岂知卫生哉"。实际上,中医常将大麦芽作为药用。现代研究表明,大麦含蛋白质、脂肪、碳水化合物、钙、磷、铁、维生素 B_1、维生素 B_2、烟酸、尿囊素等成分;每 100克所含磷及烟酸分别为 400 毫克和 4.8 毫克,是谷类中含量之冠。因此,大麦常用于病后体虚、慢性胃炎、消化不良、肾炎水肿、泌尿系感染等病症的辅助治疗。

在巴基斯坦,大麦作为治疗心血管病的食药来使用。中东地区之所以心脏病发生率较低,便和他们常食大麦制品有关。现代营养学家认为,大麦是一种美味的低钠、低脂的健康食物,它既可以提供能量,又能帮助减肥。大麦中含有一种化合物,具有抑制肝脏产生"坏胆固醇"的能力,而坏胆固醇能够损害血管并导致心脏病和中风的发生。有报告称只要每天吃 3 次大麦制品(如大麦粥、大麦饼、大麦面包等),连续 6 周,血胆固醇可以下降 15%。血脂过高者,可取大麦芽的根须适量,煎水当茶饮;或麦芽、山楂各 25克,水煎服,每日 1 剂。粗加工的大麦对健康更有益,日常生活中,大麦面粉可以全部或部分地代替小麦面粉来食用。

《本草纲目》载:大麦"补虚劳,壮身脉,益颜色,实五脏,化谷食止泄……为面胜于小麦,无燥热。"而且大麦还可治疗脾胃虚弱,缺乏食欲以及断乳和乳汁郁积引起的乳房胀痛等症。炎夏酷热用炒焦的大麦泡水当茶饮,有清热作用。胃炎及胃与十二指肠球部溃疡患者,在病变活动期常食大麦面粥,有一定疗效。大麦发芽后富含淀粉、转化精、蛋白酶、脂肪酸等物质,可用于治疗小儿和老年人病后胃弱引起的缺乏食欲。大麦芽也富含维生素 B_1,对治疗脚气病有一定帮助。

　　大麦还有改善消化和减轻便秘的功能。美国医学家发现,病人在食用大麦后,肠蠕动规律,胀气消失,腹痛减轻,若每天吃3块大麦粉做的松饼,便秘便可以减轻和消除。老年人缺乏食欲、消化不良,可用炒麦芽15克,炒六曲、山楂各9克,水煎服。婴幼儿腹泻、单纯性消化不良,可用炒麦芽9克,带壳高粱(炒成炭状)、鸡内金各6克,加少许红糖,水煎服。急、慢性肝炎,用麦芽的幼根,干燥后磨粉制成糖浆内服,每次10毫升,每日3次,可增强食欲,改善肝区不适、低热等症状,降低升高的转氨酶。

　　大麦中还含有抗癌成分,该成分可抑制在肠中产生的致癌毒素的形成,进而有预防肿瘤的作用。据研究认为,抗突变活性可能存在于特殊的类脂结构中,而从大麦中已分离出酰基葡基固醇。用大麦75~100克,加水煮粥,熟时加入适量白糖或红糖调匀,作早餐或点心食用,可用于辅治膀胱癌。

　　中医都以大麦芽入药。常治下列疾病:(1)小儿消化不良,用大麦芽、鸡内金各30克,炒后共研细末。1岁左右儿童,每次服2~3克,日服3次,年龄大者可酌增。(2)对小儿乳积不化与吐乳,将大麦芽微炒后,水煎服有效。(3)对肝炎引起的胸闷和缺乏食欲,用大麦芽、茵陈各30克,橘皮15克,水煎服。(4)回乳,用大麦芽125克,水煎服,一日2次,或大麦芽、炒麦芽各60克,水煎服,连服3天。

　　大麦芽还是女性乳房的"益友"。产后无乳、乳房胀痛,可用麦芽9~15克,炒熟,研细末泡茶饮。断乳后乳房仍溢乳不止,可用麦芽100~200克,煎汤,每日4次口服(如乳房胀痛,可加用芒硝60克,调蜂蜜外敷乳房)。乳腺增生症,可用麦芽50克,山楂、五味子各15克,水煎服。制作麦芽的方法为:取大麦种加水浸泡3~4小时,捞出置可滤水的容器内,上面加盖湿物,每日淋水2~3次,待胚芽长至0.3厘米左右时,取出晒干即可。

值得一提的是,大麦嫩叶也可供药用。日本科学家从大麦叶中提取出了麦涤素及大麦嫩叶粉两大类保健食品。麦涤素富含SOD酶,且钾、镁、钙分别为菠菜的11、8、4倍,不仅对疲劳、癌症、脑溢血、心脏病、肝病有疗效,且其中的维生素、无机盐能使体内脂肪燃烧,活化脂肪代谢酶,有防治肥胖等功效。大麦嫩叶粉(加入糊精、胡萝卜、酵母、高丽参等)含有丰富的蛋白质、脂肪、糖、钾、钠、镁、铜、磷、锌、胡萝卜素以及维生素 B_1、维生素 B_2、维生素 B_6、维生素 C、维生素 E 等,有修复脱氧核糖核酸、消炎止痛、消灭致癌物毒性、降血压等作用。

小麦——养心安神

"医食同源、药膳同行"是我国自古以来的科学总结。小麦是人们的主粮,它营养丰富,含蛋白质10%左右、脂肪2%、碳水化合物70%以上,还有多种维生素和矿物质,尤以维生素 B_1 含量最丰富。小麦在食谱中的地位十分重要,它有着"具四时中和之气,为五谷之贵的作用"。小麦磨面可加工成各种食品,它可蒸、可煮、可油炸、可烙烤。蒸制的面食有馒头、包子、花卷、发糕、蒸饼;煮制的面食有各种面条、水饺、馄饨;烙烤的有烧饼、大饼;油炸的面食有油条、油饼、麻花、糖饼等。

祖国医学认为,小麦性味甘平,入心经,有养心安神的功效,适用于神志不安、失眠等症。用麦仁(小麦去皮)60克、大枣15个、甘草15克,加水3碗煎至一碗,睡前半小时饮服,可治烦躁不宁、精神恍惚、夜寐不安。小麦的药理作用,早在2000多年前的《黄帝内经》中指出"心病者宜食麦"。汉代医圣张仲景也极力推崇此观点,这便是著名的"甘麦大枣汤。"

《名医别录》中归纳小麦的功能为"主除热、止燥渴、利小便、养肝气、止漏血。"现代医学认为小麦可益肾、养心、安神,可治失眠、心烦、止渴、除热、疗津、调肠胃、利大肠、止泻痢。

通常做药用的是未成熟的嫩麦。将小麦在水中淘洗,嫩麦即漂浮在水面,群众称为"麦鱼",中医处方为:"浮小麦"。浮小麦性味甘凉,有镇静,止盗汗、虚汗,生津液,养心气等功效。李时珍在《本草纲目》记载:"浮小麦益气除热,止自汗盗汗,骨蒸虚热,妇人劳热。"用浮小麦、大枣各9克,水煎服,每晚饮服一次;或浮小麦、茯苓、麦冬各9克,水煎服,用于治汗症。

用陈小麦(贮藏时间长的小麦)磨成粉,称为"陈小粉"。陈小粉性味甘凉,可治一切痈肿、无名肿毒。未破溃的初发热痛,用陈小粉软膏外敷,能消肿止痛。软膏制法是将陈小粉炒成黄黑色,冷后研末,用陈米醋调成糊状,再熬成黑漆一般,装入瓦罐备用,古称"乌龙膏"。

小麦磨面后的副产品麸皮,含有丰富的维生素 B_1,可治疗脚气病、末梢神经炎。现代营养学认为,吃过于精细的人,应在食物中保持一定量的纤维素。当今生产的麦麸面包、麦麸饼干已为众多人所接受。同时麦麸还有回乳作用。配方是:麦麸60克、红糖30克,将麦麸炒黄拌入红糖,混匀再炒一下,1日数次,2日吃完,坚持数次,可显其效。

玉米——抗癌又防癌

玉米是世界公认的"黄金食品"。玉米的脂肪、磷元素、维生素 B_2 的含量居谷类食物之首,其中脂肪含量为面粉、大米的一倍多,胡萝卜素的含量更是高于面粉和大米。

据科学家调查,在秘鲁山区和亚洲西部的格鲁吉亚,这些世界有名的长寿地区,人们都把玉米作为日常的重要食品之一。因为玉米是一种价值很高的营养保健食品。

玉米有软化动脉血管的作用 玉米富含脂肪,其脂肪中不饱和脂肪酸,特别是亚油酸的含量高达 60% 以上,有助于人内脂肪及胆固醇的正常代谢,可以减少胆固醇在血管中的沉积。所以,玉米油对动脉硬化症、冠心病、心肌梗塞及血液循环障碍等疾病有特殊疗效。

玉米有抗癌作用 玉米中含有大量的镁,它可以抑制癌细胞的发展,玉米中的一种抗癌因子——谷胱甘肽,可防止致癌物质在体内形成。玉米中的硒是一种极强的抗氧化剂,能加速体内过氧化物的分解,使恶性肿瘤得不到分子氧的供应,从而起到抑癌作用。玉米中还有大量纤维素,比精米、精面高 4～10 倍,它能加速肠道蠕动,加速排便、降低肠道内致癌物质的浓度,从而减少结肠癌、直肠癌的发病率。玉米中胡萝卜素被人体吸收后,可转化为维生素 A,也具有防治癌症的作用。

玉米还有防治高血压的作用 以玉米为主食的中美洲印第安人几乎不患高血压病。就是由于玉米中含有大量钙,发挥了降压作用。

玉米也有健脑和防衰老的功效 玉米中含有较多的谷氨酸和维生素 E。谷氨酸有健脑作用,它能促进脑细胞进行呼吸,有利于脑组织里氨的排除,维生素 E 不仅是生育素,对人还有防止衰老的功效。

玉米有防治糖尿病的作用 玉米中含有较多的纤维素。纤维素能吸收一部分葡萄糖,使血液中含糖量减少,对糖尿病人有利。

此外,玉米对胆囊炎、胆结石、黄疸型肝炎等病症也有辅助治疗作用。

玉米的开发利用已为各国重视。许多发达国家都把它视为一种时髦的保健食品,不再把它看做"粗粮"。美国有上千种食品中的十分之一是用玉米原料加工成的。最早把玉米做成罐头的是美国,他们还将玉米做成玉米花,然后做菜。不少国家将玉米制成片状,经烘烤做成玉米片。从玉米胚芽中榨出的玉米胚芽油,含较多的适合人体必需的不饱和脂肪酸,不含胆固醇,对高血压、高胆固醇症、心血管硬化等,均有明显的疗效。

荞麦——解毒食品

荞麦是五谷杂粮中名分很低的一个粮种,常常不被人们重视。其实荞麦是一种营养价值和食用品质较高的食品,经常调剂食用,有益身体健康。

我国食用荞麦以粉为主。荞麦粉可制作荞面饼、荞面团子、荞面扒糕、饺子等。因荞面很有特色,是我国北方的风味食品。国外,如日本、朝鲜、苏联和尼泊尔等一些国家,也常将荞麦面制成面包和用荞麦片熬粥食用。

随着营养学的发展,国外把荞麦食品视为"高营养保健食品"。荞麦面含蛋白质10.6%、脂肪2.7%、糖类物质72.2%,每百克荞麦面的热能354千卡,比大米、面粉等其他粮食都高。其蛋白质的氨基酸组成,一般谷类粮食比较缺乏的赖氨酸、色氨酸和精氨酸,荞麦面中均含量丰富。据日本专家研究,从营养效价看,大米为77,面粉为59,玉米为49,而荞面则为80。其所含脂肪中脂肪酸在9种以上,其中最多的是亚油酸和花生稀酸,它起着降低人体血脂的水平作用,同时它还是人体神经系统重要的组成成分,特别是脑细胞的组成成分。在人体的生理调节中起着极大作用的前列腺素,更离不开花生稀酸的合成。荞麦面所含淀粉和大米淀粉相似,但与一般其他粮食淀粉相比,荞麦淀粉最易糖化,最易为人体所消化吸收。

荞麦含有的无机盐类和维生素等也是出类拔萃的。据测定,荞麦面含有的维生素 B_1 和维生素 B_2 比面粉多 2 倍,比烟酸多 3~4 倍。值得一提的是荞麦面中还含有其他粮食和食品所不具有的芦丁(芸香甙)和叶绿素。烟酸和芦丁有降低人体血脂和胆固醇的作用,是治疗高血压、心脏病的重要药物。尼泊尔山区以荞麦为主食地区,人们几乎没有高血压病。荞麦面中含有的矿物质高于任何天然食品,含量为米面的 2~3 倍,其中铁的含量为面粉的 5~6 倍;镁的含量比米、面高 1 倍多,它能促进人体纤维蛋白溶解,使血管扩张,抑制凝血酶的生成,具有抗栓塞的作用,也有利于降低血清胆固醇。

荞麦还具有药用作用。祖国医学认为,荞麦性味甘平,能下气利肠,清热解毒。《本草纲目》载:"降气宽肠,磨和带,消热御风痛,除白浊白带,脾积泄泻。"它并可用于治疗痢疾、小儿丹毒、热疖及正头痛等症。治痢疾方法是:用炒荞麦粉 9 克,加砂糖适量,以水调服;治小儿丹毒及热疖方法是:用醋调荞麦粉敷患处,早晚更换;治头痛的方法是:用荞麦、蔓荆子等份共研细末,以烧酒调和,敷于疼痛部位。荞面加红糖煮食,还可治出黄汗。

高粱——高蛋白质食物

在我国辽阔的东北、华北平原上,到处是高粱地。那高大直立的高粱茎秆,漫山遍野,苍翠蓊郁,那顶端如锤状的多彩高粱穗果,耀眼夺目,煞是好看。高粱是禾本科一年生草本,它又名蜀黍、秫黍、芦粟,它原产中国与非洲中部,在我国也有 5000 多年历史,是最古老的栽培作物之一。

高粱能适应不同环境条件，由于它有极发达的根系，且根群多，能扎入土壤深部吸取水分与养料，故可以在干旱缺水的地方生长种植，还由于它根细胞有一定抗缺氧能力，故又有着抗涝的性能。加之高粱的茎能向四周蔓延，并生长出许多支持根，还能抗大风，因此高粱便成为一种有着极强生命力，能到处安家的农作物。

高粱是很有营养价值的谷类良种，它供给的蛋白质约占人体蛋白质总量的一半。它性寒、味甘涩，有着和胃，健脾、除湿、益气、利尿、止泄、消渴的功能，对人体的健康与长寿很有益处。

高粱的果实可以用作食用，有一种叫芦穄的糖用高粱，其茎秆中含糖量达 19%，可用于食用与制糖，高粱最主要的用途是酿酒，那芳香扑鼻口味醇厚的美酒，如山西杏花村的汾酒、竹叶青等，都是以高粱为主要原料酿成的。

值得注意的是，高粱的新鲜叶子或苗中含有毒性的羟氰甙，因此不能用它来喂养牲口，不然会引起动物中毒，严重的还会导致死亡。

小米——比较经济的营养食品

小米是我国古老的粮种之一，它的食用价值很高，小米有黄、青两类。外观为姜黄色或淡黄色者为黄小米，颜色为青绿色或灰绿色者为青小米，后者比前者营养价值高。

小米的营养成分丰富，据测定，每 100 克小米中含蛋白质 9.7克、脂肪 3.5 克、碳水化合物 72.8 克；它的维生素的含量也很高，维生素 B_1 0.75 克、维生素 B_2 0.11 毫克、烟酸 1.6 毫克、维生素 A 320 国际单位。所含矿物质也高，钙 29 毫克、磷 240 毫克、铁 4.7

毫克。小米蛋白质和脂肪酸含量在谷类粮食中也是比较高的，特别是构成蛋白质的氨基酸中，其色氨酸、亮氨酸和苏氨酸是可以称冠的，每百克小米中含色氨酸 22 毫克、亮氨酸 300 毫克。小米的被人体消化吸收率很高，其中蛋白质的消化吸收率为 83.4%，脂肪为 90.8%，糖类为 99.4%。

由于小米营养丰富，无论是煮饭或熬粥都易于被人体消化吸收，所以是产妇及老、弱、病、婴儿的良好滋补食品。小米还具有独特的食疗作用，祖国医学认为，小米性微寒，味甘，有健脾、和胃、除湿、安眠的功效。现代医学研究认为，人的困倦程度往往与食物蛋白质中的色氨酸含量有关，包氨酸能促使大脑神经细胞分泌出一种使人欲睡的血清素——五羟色胺，使大脑思维活动受到暂时抑制，人便会有困倦感。而小米富含色氨酸，同时不含抗血清素的酪蛋白。另外，小米富含淀粉，进食后能使人产生温饱感，可以促进人体胰岛素的分泌，进一步提高进入脑内色氨酸的数量。所以睡前半小时适量食用小米粥，能使人迅速发困、安眠。

番薯——天然的长寿食品

番薯又名甘薯，民间俗称为"地瓜"，它原产墨西哥，后经西域传入中国，故又称为番薯，番薯中的蛋白质多于大米、白面，且含丰富的维生素 C 和胡萝卜素，是天然的长寿食品。红薯还有供给人体大量黏液蛋白对人体有着特殊保护功效的作用，可保持动脉管壁的弹性，防止心血管脂肪沉积与减少动脉粥样硬化的功效，是老年人的理想食物。

番薯中的纤维素还有通便作用，祖国医学认为它是"补虚乏、益气力、健脾胃、强肾阴"，"功同山药，久食益人"。对成年人、儿童、妇女效果更佳。

最近美国科学家从番薯中提取一种化学物质(DHEA)发现它还是一种抗结肠癌与乳腺癌的物质,日本学者在《长寿研究》一书中指出,日本长寿地区的农村居民,多以番薯作为主粮。我国广西西部地区,百岁以上老人集中的村落也有每天进食番薯的习惯。

说起番薯不能不表彰福建人陈振龙的功绩。在明万历初年,陈振龙去吕宋经商,看到那海乡异域土地上长着一种甘薯,产量很高,其果实味甜可口,想把它引种回国以济民食度荒年。他花了一笔钱,购来几尺长的甘薯藤,把它藏在浸水的绳子里混过关卡,带回福州。

万历二十一年(1593年),福建大旱,发生饥荒,陈振龙派儿子陈经纶去向福建巡抚金学曾献上甘薯藤,并上了一道禀帖,得到金学曾的鼓励,先在自家屋后土地上试栽,几个月后果实累累,形如玉瓜,味同梨枣,可佐谷食,便下令在各地推广种植,朝廷还嘉奖了陈振龙之子的义举。接着,消息传开后,农民络绎不绝地仿效起来,甘薯便在江浙一带推广。此后在长江下游地区广泛栽培,并逐渐扩大到大江南北,逐渐成为我国丰产的作物。

值得一提的是红薯中有一种"气化酶",吃后容易使胃肠产生大量的二氧化碳气体。此外,红薯糖分多,在胃部容易产生酸味,有些人食后还会感到吐酸水、打嗝、腹胀、烧心等症状。因此忌加热时间短,未经蒸熟,煮透便吃。此外,红薯忌同柿子一起吃,以防"胃柿石症"。由于红薯糖分较多,因此患有糖尿病者忌食红薯,以防血糖升高不利糖尿病的治疗。

番薯属旋花科甘薯,属一年生或越年生蔓生草本植物,产量高,薯块大,耐旱耐瘠,适应性广,故能广布全世界。它不仅是人们的主粮之一,还可用作饲料、酿酒、制酒精、淀粉、生产味精、糖浆等,在工业上也有很多用途。

山药——进补的佳品

山药是常用中药,也是食疗滋补佳品,性味甘平而偏凉,故有着补而不壅之效,对老年人尤为适宜。

山药能补益脾胃、益肺滋肾、固精益气和治亏虚劳损之疾。它味甘性平,用于脾胃虚弱、胃阴虚所致的缺乏食欲、消化不良、便秘、腹泻等症,对肺部气阴不足所致的久咳、气短、乏力、咽干等症也有很好疗效,它常用为慢性支气管炎的治疗,并与北沙参、百合同用。对于肾阴虚所致的遗精、小便频数、白带增多等症,如配以熟地黄、山萸肉、枸杞子同用效果更佳,尤其是它用于消渴(糖尿病)气阴两虚之口渴思饮、尿多、乏力、咽干者,如配以金针菜、五味子、天花粉同用,疗效尤佳。

中医认为,老年人大都脾虚,脾虚则运化功能失调,导致服用其他滋补品不易被消化吸收,补脾健运是滋补强壮之本。现代科学研究认为山药含有皂甙、黏液质、胆碱、淀粉酶、淀粉、蛋白质、脂肪及多种微量元素等成分,其中淀粉酶能在人体内分解蛋白质和碳水化合物,使之有利于人体肠胃的吸收。特别是山药中的多种微量元素,对抗衰老有着重要作用,其中的铜可改善老年人结缔组织,能延缓生物膜老化,钴与铬对防治心血管硬化有益。锰有防止骨质疏松、角膜生翳、脱牙等作用。因此它是防老健身、延年益寿的良品、佳肴。

山药服食方法也很多,可水煎,可入丸、入散,可煮粥,可酒浸,针对不同症状,配以其他药物或食物共服用,更能收到良好效果。这里介绍几则通常的用法,以供参考。

脾虚、慢性腹泻者　生山药研为细末,煮粥服用,每日三次。

咳喘、痰多或无痰、咽干、口燥者　可用生山药二两捣烂,加甘蔗汁半小杯用火炖热,温服。

脾虚肾弱、缺乏食欲　炒淮山药一两、党参五钱、白术三钱、生内金三钱,水煎服,每日一剂。

气短微喘、便溏、口渴　淮山药、北沙参、芡实各五钱,水煎服,每日一剂。

脾肾虚而小便清长　可用炒山药、益智仁各一两,五味子五钱,共研细末,每服二钱,米汤调服,每日两次。

子宫脱垂、脱肛　炒山药二两、黄芪一两,水煎服,可治气虚所致的脱肛、子宫下垂等症。

经闭、食少、消瘦　生山药三两、鸡内金九钱,共研细末,每次三钱,一日两次,温开水或糯米酒送服。

脾虚所致的白带增多　炒山药、炒扁豆、芡实各等份,水煎,取汁代茶饮。

习惯性流产、先兆流产　可用生山药三两,糯米适量同煮粥,加川断、杜仲、黄麻根各五钱用布包好放粥中,同煮成粥后去药服用,每日一剂。

心悸气短、出汗　山药、当归、党参各二钱,猪腰一两,先将猪腰洗净,去筋膜、臊腺;再将当归、党参、山药装入纱布袋内扎紧,一同与猪腰入锅中,加清水适量,置武火上烧沸,再改用文火炖至熟,捞出猪腰待凉后切成薄片,放入盘中加酱油、醋、姜丝、蒜末、芝麻即可食用。

薏米——药用功效高

薏米又为薏苡米、苡米、米仁,在平泽及田野都可种植,它形如珠子而稍长,人们也称之为薏珠子。

薏米含有薏苡仁油、薏苡仁酯,固醇,多种氨基酸,碳水化合物、维生素 B 等营养成分,它具有利水、渗湿、健脾、止泻、除痹、排胀、镇静等功效,常用于体虚及病后恢复期的药用食物,也是老年人及儿童较好的辅助性食物。

薏米全身是宝,苡仁酯、苡仁油、薏苡素、薏苡根、薏苡叶都可入药。苡仁油能促进呼吸、使血管显著扩张,减少肌肉及末梢神经的挛缩及麻痹;苡仁酯,具有滋补作用,而且还是一种抗癌剂,可抑制艾氏腹水癌细胞,用于治疗胃癌及子宫颈癌;薏苡素,具有解热、镇痛作用;薏苡根,具有滋补、抗癌、降压、解热、利尿、驱虫之功能,适用于高血压、尿路结石、尿路感染及蛔虫病等症;薏苡叶,可煎茶饮,其味清香,饮之可以利尿。另外,由于薏米还含有丰富的多种维生素和矿物质,能起到促进新陈代谢和和减少胃肠负担的作用,一直被作为病中或病后体弱患者的补益食品。

民间通常用薏米与其他食物同煮成粥食用,有益于补脾、利尿、行气、去湿等食疗。民间流传着用薏米作食疗的多种方法,在此介绍最简便易用的几种:

薏米生姜羊肉汤

原料:薏米 50 克,生姜 20 克,羊肉 250 克。

做法:羊肉洗净切小块,与薏米、生姜同放锅中。加水适量煲汤,调味佐膳。

特点:适用于寒湿型腰肌劳损、腰痛、阴雨天受凉或劳累后加重者。

薏米鸡汤

原料:鸡 1500 克,薏米 100 克,党参 30 克,生姜 20 克,葱 2根,料酒、精盐、胡椒粉、味精各适量。

做法: 鸡宰杀后去毛及内脏,剁去脚爪,入沸水锅中焯去血水、洗净,党参、薏米浸洗干净,生姜去皮拍破,葱洗净,沙锅加清水,放入上述原料,置大火上煮熟,撇去浮沫,改用小火熬煮2~3小时至鸡肉熟烂,从沙锅中拣出姜、葱,调入味精,撒入胡椒粉,拌匀即可。

疗效: 温补脾肾,化气行水。

薏米鸭冬瓜汤

原料: 光鸭1只,冬瓜连皮约500克,薏米50克,陈皮1块,姜3片,水8杯,盐适量。

做法: 将鸭洗净,切去鸭尾,薏米用滚水浸洗,陈皮用冷水浸软,冬瓜刮瓤。姜片洗净,与鸭、陈皮和薏米及水一起放入煲内,加盖用慢火煲约2小时,冬瓜洗净,放入汤内,再煲大约1小时,加适量盐,即可饮用。

特点: 可去湿健脾,利尿。

薏米甜汤

原料: 薏米25克,百合、红枣、冰糖适量。

做法: 薏米洗净放锅中加水,大火烧开后,改用慢火煮至薏米熟透,放入百合、红枣再煮10分钟,捞起放小碗中,另用锅煮甜糖水,冲入碗中即成。

特点: 养颜美容。

马铃薯——地下苹果

马铃薯又称土豆、洋芋、山药蛋,是人们餐桌上熟悉的主角。近年来它声望越来越高,早年闻名的"法国油炸土豆片",如今也脱胎换骨,变得更加诱人。当今,"花纹马铃薯片"、"马铃薯膨化食品"、"油炸土豆甜圈"、"土豆巧克力糕"等等更是琳琅满目。马铃薯营养丰富、味美可口,既可做主食又可做菜肴。外国专家声称:"每餐只吃马铃薯配上全脂牛奶,就能得到人体所需的一切营养素。"此话并不夸张。

首先,从营养成分看,马铃薯含淀粉 15%～22%,可溶性糖 1%～1.5%,蛋白质 2.3%,脂肪约 0.2%,并含有 1.1%左右的矿物质和较多的各种维生素。马铃薯的蛋白质含量高于粮谷类(以干物质计)。它含有人体自身不能合成的 8 种必需氨基酸,特别是赖氨酸的含量很丰富(每 100 克中含 93 毫克),色氨酸的含量也较多(每 100 克中含 32 毫克),且大部分是有效成分,便于人体吸收利用。其次,马铃薯虽含丰富的碳水化合物,却是一种低热能食物,堪称减肥佳品,500 克马铃薯只有 76 千卡热量,和一个苹果不相上下。以 1 克对 1 克计算,它的热量低于米面,且每 100 千卡热能中有 10 千卡来自本质好、易于消化的蛋白质。

再者,马铃薯富含维生素 B、C 及造血素——铁和叶酸。若每人每餐只吃马铃薯便可获得足够的维生素 B_2 和叶酸,以及每日所需量 1.5 倍的铁,3～4 倍的维生素 B_1,10 倍以上的维生素 E,马铃薯还含有大量人体必需的钾、锌、铜等物质。

马铃薯还可做药用。中医认为:马铃薯味甘辛、性寒,有解毒、消炎等功效。将马铃薯洗净切片,用开水烫一下,取出拌入白糖及姜汁少许,每日配稀饭吃,对胃溃疡引起的疼痛有效。鲜薯捣烂挤汁,空腹饮用能治慢性胃痛,并对便秘、消化性溃疡、慢性胆囊炎、痔疮等症有疗效;同时对药物中毒还有催吐解毒作用。对湿疹可用新鲜成熟的大个马铃薯去皮捣烂如泥,敷患处,一日换 3 次。对腮腺炎可将鲜薯切碎,加醋磨汁外涂患处。此外,鲜薯汁涂治疗火烫伤也有效果。

需要指的是:马铃薯中含有一种有毒的物质,特别是在发芽的芽根周围含量特别多。这种有毒物质叫龙葵素,人吃了会引起呕吐、发冷、造成中毒。因此,要将在储存中发绿、变青、长芽的马铃薯的变色部位和芽根部位挖掉才能吃。所以马铃薯不要生吃,要经过高温将龙葵素破坏后食用才安全。

随着科学技术的发展,农业科学家们在研究培育一种能生吃的马铃薯,这种马铃薯的营养价值可与牛肉相媲美,它不用煮,不用炒,去皮后便可食用。

我国是马铃薯生产数量占世界领先地位的国家,然而加工利用能力并不高,大多是保鲜食为主,一旦消费不了,容易造成腐烂变质而浪费。当今,有些盛产马铃薯的国家,拥有马铃薯系列食品高达数百种,如果多加借鉴前景十分广阔。

南瓜——餐桌上的保健物

南瓜,又称番瓜、金冬瓜、饭瓜、番南瓜,原产亚洲南部,现已在我国广泛种植。自古以来我国人民就十分重视它的食疗与药用价值。《诗经》中就曾记载过南瓜的食疗。明《本草纲目》称它能:"补中益气"。中医主为南瓜有消炎、止痛、解毒、养心、补肺等作用。

现代科技的发展,更使南瓜这一普通食物身价倍增。

在一个以南瓜为主食的日本北海道某村庄里,几代村民中几乎无人患糖尿病和高血压,胃溃疡等发病率也明显低于其他地区。这一现象引起科学家们的注意与兴趣。他们进一步研究发现,南瓜含有锌和钴,其中钴是构成人体红细胞的成分之一。因而常食南瓜有补血益气作用。南瓜中的果胶物质,不仅能与人体内多余的胆固醇黏合,降低血清胆固醇,预防或延缓动脉硬化的发生,还能与人体内的有害物质黏附在一起,对治疗肾病、肝炎、胃溃疡也都有较好疗效。

南瓜中的某种特定成分能促进胰岛素分泌功能,可控制糖尿病患者的血糖值。临床实践证明,常食南瓜有降低血糖的作用,南瓜便成为糖尿病患者的食疗佳品。

此外,南瓜还可治疗小面积轻度烧烫伤,取南瓜和瓢捣成糊状,涂敷患处,可愈。因为南瓜中所含的葫芦巴碱、精氨酸、胡萝卜素等,具有消炎、止痛作用。

芋头——食药并用

芋头又名芋艿、毛芋,有水、旱两种,旱芋大多种在山地上,水芋多种在水田里,芋有六种:青芋、紫芋、真芋、白芋、野芋、连禅芋,叶呈盾形;叶柄长而肥大,地下有肉质球茎,既可食用,又可繁殖。

早在 15 世纪,芋头就作为人们的主食了。由于它的营养价值和单位面积产量都很高,受人们的普遍欢迎并种植。

芋头味辛、性平、滑,内含丰富蛋白质、淀粉、脂肪、糖、钙、硅、铁等以及胡萝卜素,维生素 B_1、维生素 B_2、维生素 C 和皂素,其药用价值也很高,它有消疬、消结、宽肠、止渴的功效。生嚼能治绞肠痧,蒸煮能疗热止咳,还可治瘰疬(颈淋巴结核)肿毒等。中医认为芋能温养肠胃、润肌肤,疗烦热,对通肠道、破淤血也有很好疗效。芋艿制成丸剂,可治瘰疬,芋片调以胡麻油可敷治火伤、烫伤。

芋头的茎叶和盐一起研碎,敷在蛇虫咬伤和痈肿毒痛处,有很好的疗效。在沈括的《梦溪笔谈》一节中有过这样一个故事:处士刘易隐居在王屋山,看到一只蜘蛛被蜂蜇咬,堕落在地,腹部鼓得快裂开了,蜘蛛慢慢爬进草丛,把芋梗咬破了,接着将自己的疮口在芋梗破裂的地方不断摩擦,过了一段时间,腹胀消失了,蜘蛛身体恢复如初。

所以人们便用生芋梗来治蛇、虫、蜂蜇伤处,以达到消炎、镇痛、消肿的作用。

大豆——食中精品

我国是历史上最早种植大豆的民族,为今已有五千多年的历史。

我国的膳食是以谷物为主的杂食性结构,有碳水化合物成分较多,蛋白质相对不足的倾向,大豆所提供的蛋白质弥补了此不足。因此,大豆对增强人的体质,千百年来一直默默地奉献着。

我国药物学家认为大豆有着很多的药理作用,特别是它能"逐水胀、除胃中热痹、去肿"、"治肾病、利水下气。"

大豆可以加工成上百种食品,这些食制品营养丰富、物美价廉,诸如豆芽、豆腐、腐竹、豆浆、豆腐干、豆腐脑、豆腐泡等,成为大众化的美味食品。

大豆是优质植物蛋白源与油源,其品种繁多,有黄豆、黑豆、红豆、赤豆、绿豆、菜豆、豌豆、刀豆、扁豆、蚕豆等,是营养丰富大众化的健康食品,由于其中有寒、热、温、凉之分,补泻之别,食用时要依人的不同体质、地区的不同气候进行选择,现将其不同药用价值分述如下:

黄豆 味甘性平,可健脾益胃、利湿消肿。适用于脾虚水肿、小便不利、腹泻、风湿痹痛、痛疖疮肿、缺失性贫血、自汗、盗汗、习惯性便秘、钩虫病、下肢溃疡,寻常疣及动脉硬化、高血压、心脏病人食用。煮时不要加碱,以免维生素 B_1 等营养成分遭到破坏。

黑豆 味甘性平,可补肾、利水祛风、解毒、肾虚消渴、肾虚腰痛、肾虚不孕、阳痿不育、腰酸耳聋、虚热、盗汗、营养不良性水肿、脚气浮肿、风湿痹痛、伤风感冒、热病烦躁、胸闷不舒、妇女闭经、产后血眩晕、恶露不净、烫伤、小儿丹毒、疮痈肿毒、药或酒精中毒病人食之大有裨益。

红豆 味甘性平，可健脾、补肾，此豆可菜、可果、可谷，为豆中上品。适宜于脾虚食积、消化不良、糖尿病、口渴多尿、白带白浊、脚气浮肿、脾虚水肿、小便不利、盗汗、便血、腮腺炎病人常食。

赤豆 味甘性平，可利水除湿、解毒消肿、排脓，煮汤、粥、饭均可，也可作月饼、糕点、汤团、包子馅。脾虚水肿，脚气浮肿，肾炎水肿，腹水胀满，脾虚泄泻，痛疽肿毒初起及黄疸、产后缺乳、痔疮出血、婴儿湿疹、腮腺炎病人尤宜常食，但津血枯燥、消瘦、多尿者不宜食用。此外作赤豆汤时宜现煮现吃，放置时间过长易变质。

绿豆 味甘性寒，可消暑利湿、清热解毒等。名医李时珍盛赞为"济世良谷"，特别适宜于暑热烦渴、疮疖痈肿，乳痈初起。农药中毒、酒精中毒、铅中毒及消渴病、高血脂症、肠炎、痢疾、腮腺炎、麻疹、风疹、荨麻疹、痤疮、慢性咽炎病人食用，脾胃虚寒者忌食。

菜豆 味甘而淡，性平，可健脾、利尿消肿。对水肿、小便不利、脚气浮肿、肿瘤病人食之尤宜。但菜豆中含有胰蛋白酶抑制物，血球凝集素等，故烹调时应炒熟煮透，以防中毒。

豌豆 味甘性平，可和中化湿。解毒疮、通乳、霍乱吐泻、转筋、心隔烦闷、脚气浮肿、痈肿毒，产后乳少、糖尿病患者食之有益。

刀豆 味甘性温，可温中下气，降逆止呃、益肾，虚寒呃逆、胃寒呕吐、肾虚腰痛、妊娠腰痛、妇女经闭、腹胁胀痛。喘息咳嗽，鼻塞头痛，时流浊涕及小儿百日咳、颈淋巴结结核初起，食之有益，常食还有预防龋齿作用，但胃热盛者不宜多吃。此外，刀豆做菜时，应煮熟炒透，以免其中的血球凝集素等成分引起中毒。

扁豆 味甘，性微温，可健脾、化湿等。脾虚泄泻、脾虚带下、暑湿吐泻，暑热烦渴、小便不利、胎动不安及脚气浮肿、妊娠呕吐、小儿百日咳病者最宜食之。但湿热所致泄泻大便臭秽及带下色腥臭者不宜食。此外,新鲜扁豆含有对人体有害的血球凝集素和溶血成分。宜煮熟后食用。

蚕豆　味甘性平,可健脾益胃、利湿消肿。适宜于消化不良、食少便溏、各种水肿、慢性肾炎、小便不通、吐血、胎漏、急性湿疹、秃疮患者食用,过量食用令人腹胀,应注意适量。

豆制品——食用有学问

豆类营养丰富,蛋白质含量高,并含有较多的铁,易为人体吸收利用,价格低廉,颇受消费者欢迎。

但是豆类中含有抗营养因子,如在制作和食用大豆食品时,不注意消除抗营养因子就会影响人体健康。

大豆中有哪些抗营养成分呢?

胰蛋白酶抑制素是其中的一种,如生黄豆中就有这种有毒物,它对胃肠有刺激作用,并能抑制体内蛋白酶的正常活性。一般煮沸和煮熟后这种有毒物质就被破坏。若将未煮熟透的大豆吃下或未煮熟的豆浆喝下,就容易发生中毒症状,出现呕吐、恶心、腹泻等。

凝血素,它能凝集红细胞。一般大豆粉中含有大约3％的凝血素,在人体消化作用下,大部分凝血素会丧失其活性,但仍会部分残留,对人体红细胞起着不利的凝聚作用。只有在加热时才易被破坏,吃豆类时一定要先煮熟。在豆类中以生扁豆含这种毒素多,特别是秋后的扁豆毒素更多,如误食未煮熟焖透的扁豆数小时后就会引起头疼、恶心、呕吐、腹泻等症状。

还有一种叫肠胃胀气因子。在脱脂大豆粉中,它的含量较多,豆粉在加工成浓缩物与分离物后,胀气因子也就逐渐减少,因此大豆粉必须煮开后才能食用。此外,对大豆中的过敏因子更要提高警惕,特别是给新生婴儿食用的豆奶中,只有通过加热才可除去。

此外,大豆食品不同的食用方法,其蛋白质的消化率显著不同。干炒大豆常因加热不够半生不熟,消化率一般不超过50%,煮大豆若煮不烂,消化率也仅有65%;而将大豆制成豆浆、豆腐、豆腐干等豆制品,消化率大为提高;一般豆浆消化率为90%;豆腐、豆腐干等豆制品的消化率可达92%~94%。

棉花——"太阳的孩子"

棉花,古称"吉贝",因它喜温,其叶瓣呈掌状浅裂,并随阳光与温度的变化转移而生长,故又称之为"太阳的孩子"。

早在东汉时期,我国就开始栽培棉花了,至宋代棉花的种植就更广泛,宋诗人苏可叔诗道:"车转轻雷秋纺雪,引弯半月夜弹云;衣裘卒岁吟翁暖,机杼终年织妇勤。"描绘出了一幅充满浓厚气息与情趣的机杼织布的生活情景。

说起棉花,有一个神奇的故事。传说在17世纪伏尔加河西岸的草原上,生长着一种奇怪的果实"白浪契"。它身披白色茸毛、且有头、有腿、有尾,很像羔羊。当微风吹过,它便垂下头来仿佛在吃草,青草凋萎后它也就是枯死了,人们把它叫"羔羊树"。后来才知道,它就是棉葵科棉属的农作物——棉花的植株。

棉花一般可分为陆地棉、非洲棉、海岛棉、亚洲棉(又叫中棉),它是由印度经海道传入我国的,是我国长期广泛栽培的品种。

棉花的用途十分广泛,主要是取其纤维用于衣、被原料外,据科学家的发现,从棉花中可以提取许多种有用物质,如棉花叶中可提取的柠檬酸、苹果酸和刺激植物生长的物质,棉花秸进行浓缩可成为喂养家禽家畜的丰富饲料,从棉花籽中可获取能食用的蛋白质等。

目前,虽然世界上充斥着多种化学纤维织成的纺织品,但棉花这一天然的纤维,却是最有利于人体健康的纺织品原料。

随着农业科学技术的发展,科学家们通过育种、控制光照、土壤湿度等现代生物工程技术,培育出红、黄、棕、蓝等20多种新型的彩色棉花来,它不仅色彩鲜艳,富弹性,还可直接仿制成各种彩色棉纱,织成各种彩色的棉布,使人们生活更多丰富多彩。

芝麻——益寿的佳品

自古以来,芝麻就被人们视为抗老益寿的保健食品。

芝麻又称胡麻、油麻、脂麻,分为黑芝麻白芝麻两种,食用以白芝麻为好,药用则以黑芝麻为佳。芝麻有良好的滋润补养强壮之功,《本草纲目》中称黑芝麻为黑脂麻,黑芝麻入药见于汉代《神农本草经》。在历代祖国医学典籍中记载着黑芝麻味甘性平,入肝肾二经,补肝肾、润五脏,可医治肝肾不足、虚风眩晕、风痹、瘫痪、大便燥结、病后虚羸、须发早日、皮燥发枯、妇人少乳、经阻等症。

经现代营养学研究表明,黑芝麻中含有60%脂肪油,主要为油酸、亚油酸、棕榈酸、花生酸、甘四酸、甘二酸等,其中亚油酸有调节人体胆固醇的功能。此外,还含有芝麻素、叶酸、蛋白质、糖、铁、钙、维生素E、维生素B等物质,尤以维生素E为丰富,而维生素E是当今世界风行的防老抗衰药物之一。实践证明,它确能改善人体血液循环,促进新陈代谢的良好效果。

芝麻在民间常被用来治疗许多疾病,并流传着不少食疗方法。

治大小便不通 可用黑芝麻 15 克冲开水服,或用 50 克水煎,空腹服。

治妇女少乳 用黑芝麻 150 克炒熟研末,每次用黄酒冲服 10 克;如加猪蹄汤送服则更有效。

治绦虫病 黑芝麻 30 克,水煎去渣,加糖少许,空腹一次服用。

治肾虚眩晕 头发早白,用黑芝麻、何首乌、枸杞子各 25 克、杭菊花 15 克,水煎服,每日 1 剂。

治慢性气管炎 以芝麻、生姜各 25 克、瓜姜 1 个,水煎服。

久咳无痰 芝麻 20 克,南杏仁 15 克,捣烂开水冲服,或水煎加冰糖服,每日 1 剂。

此外芝麻还有美容效果,对皮下脂肪不足,身体欠曲线美,肌肤粗糙,有黑斑及雀斑,孕妇头发无光泽等,多食芝麻能防止皮肤病以及湿疹等皮肤疾患,也有较强的抵抗力。

腹泻者以及牙疼、脾胃症者,慎食芝麻。

麻——与丝绸相媲美

麻是我国较早种植的农作物之一,它在棉花传入我国前就为我国人民所重视并种植与使用了。由于它含有很强的韧皮纤维,故常为人们用来制作衣用原料。

麻分为苎麻、蕉麻、黄麻、蓖麻、大麻等。

苎麻 它是麻中"上品",欧美人叫它为"中国麻",早在唐宋时代,我国南方各省均有栽植,我国人民用苎麻纤维制作纺织品已有 4000 多年历史。"皎皎白苎白且鲜,将作春衫称少年。"说的便是当年的苎麻织品能同丝绸相媲美。由于苎麻茎部韧皮纤维有光泽、富弹性、且耐霉、不皱缩与易染色的特点，故可用于制作布匹、渔网、绳索、橡胶衬布、麻屑、麻绒，可织毯和做填充材料。经化学脱胶或变性处理后，柔软性提高可织帆布，还可与化纤、丝、毛混纺生产中、高档衣料，它凉爽，挺括、十分适宜暑夏穿着。特别是苎麻叶片可加工成麻茶、饼干等食品。中医学认为：麻性寒味甘，能解热凉血、主治热病、烦渴、胎动下血等症。

蕉麻　又称麻蕉，它原产菲律宾，又称马尼拉麻，我国南方也有栽培，它是高大的草本植物，形像芭蕉，其纤维坚韧、有光泽、耐水浸，收获时用刀将它茎上的外皮剥下，用水浸、去杂质、晒干，便成为麻的纤维，用来制造渔网、绳索、船缆，也可用来编制地毯、席子与制作麻织衣料，以及床帐、窗帘、帽子，还可制造各种坚韧耐用的蜡纸、复写纸和照相感光纸、钞票等。

黄麻　喜高温、湿润的气候与肥沃的土地，收割后经沤泡、剥皮、冲洗、晒干便成黄麻纤维，它细长柔软而有金色光泽，被誉为"金色的纤维"。黄麻的茎皮纤维有很强的吸湿性，有防潮的优点，是制作帆布、地毯、修饰墙壁的极好原料。黄麻的种子含油量高达14％，可用作工业与医药上用油的原料。

蓖麻　它在我国种植的时间很早，全株光滑，种子呈深紫色，晶莹，光润，有很多银灰色的麻点，故称"蓖麻"。蓖麻种子含油率很高，几近种子重量的一半多，它是重要的工业原料，可制润滑剂、媒染剂、印油、塑料等。蓖麻油含有很强毒性的蓖麻素与蓖麻碱，不可食用，但可用少量的蓖麻油来治疗大便秘结与肠寄生虫病，蓖麻子饼可用作杀虫剂，蓖麻油的根、茎、叶、种子也都可入药，有着祛湿、通络、消肿、拔毒等疗效。

大麻　它的种植在我国已有五千多年的历史。古人把它用来织制麻布衣，成为当时最广泛使用的衣料，后来棉花传入我国，麻布成衣仍相当普遍,宋代的《田园·杂兴》诗中写道:"昼出来耕夜织麻,村庄儿女各当家"便是说明。

大麻是桑科一年生草本植物,它纤维长而坚韧,耐腐烂,因此还可以用来织制、帆布、防水布、地毯以及粗、细麻布。大麻和丝的纤维可以混纺成高级纺织品,轻柔耐用,大麻经化学处理脱胶后制成短纤维,可以同洁白松软的羊毛相媲美。

大麻用处广泛,其种子可榨油,榨后的油粕可作饲料,麻籽油可用来治疗贫血和神经衰弱,果仁叫火麻仁,其性平、味甘,可用于主治润燥、滑肠和大便燥结,麻秆还可用作造纸。

大麻有一种特殊功能,可用作麻醉剂,有的人把大麻混入烟草或饮料中来吸用与饮喝,因此极易上瘾、并引起中毒。今天世界猖獗的非法毒品交易中,大麻占有一定的比例,因此它已为大多数国家明令禁止种植与贩卖。

食用油——营养价值高

在农作物中食用油脂最大的来源,首推大豆、花生、芝麻、玉米、橄榄、菜子、茶油、葵花子等,它们占世界总油脂的 50% 以上。

大豆油 含油酸、亚油酸等不饱和脂肪酸及维生素 A、维生素 B_1、维生素 E、维生素 B_2、胡萝卜素、铝、铁、磷、卵磷脂、固醇等成分。它具有驱虫、解毒、润肠等功效。大豆油中的亚油酸能预防结肠直肠等多种癌症,常食用大豆油可促进胆固醇的分解与排泄、降低血液中胆固醇在血管壁的沉积,对治疗肠梗阻、大便秘结有很好效果。

花生油 含亚油酸、不饱和脂肪酸及多种维生素与氨基酸,是我国人民日常生活中一种主要食用油,花生油中不含胆固醇,有较为全面的微量元素与维生素 E,适宜所有人群特别是老年人食用。花生油的脂肪酸构成较好,易于人体消化吸收,它能降低血小板聚集,防治动脉硬化及心脑血管疾病,并可预防肿瘤类疾病,经常食用花生油,对肺热、燥咳、胃痛、尿酸过多以及十二指肠溃疡等病也有好处。

芝麻油(又称麻油)　含有大量脂肪与蛋白质,还有糖类、维生素、矿物质,其中油酸与亚油酸的甘油酯,是调味品中香气浓郁的一种。

芝麻油中所含的几种人体必需的氨基酸能加速人体代谢功能,其所含的铁与维生素 E 是预防贫血、活化脑细胞、清除血管堆积物的重要成分。芝麻还具有补肝肾、润五脏的作用,对于脱发、早白、腰膝酸软、步履艰难、五脏虚损、肠燥便秘也有很好疗效。特别是芝麻油中所含的脂肪,大多为不饱和脂肪;有益益寿延年的作用。

玉米油　是从玉米胚中提取的油。玉米胚中脂肪一般在 17％～45％之间,约占玉米脂肪总量的 80％以上,玉米胚是一种很好的资源丰富的制油原料。玉米油含有丰富的维生素 E,它是构成人体细胞膜的重要成分,玉米油熔点低、耐高温,易为人体吸收,其吸收率高达 98％以上,具有较为全面的微量元素。玉米油含有较多植物固醇,为谷固醇、豆固醇,具有阻止胆固醇在肠道被吸收的功能,可预防血管硬化,促进饱和脂肪酸和胆固醇的代谢,有防治心血管疾病的功效。

橄榄油　是从橄榄果实里直接冷榨出来的油,其色为液态的黄金,是橄榄树的精华,色呈黄绿,气味清香,素有"液体黄金"之誉称,被公认为绿色保健食用油。

橄榄油中含有油酸,它除供给人体热能外,还能调整人体血浆中高、低密度脂蛋白胆固醇的浓度比例。橄榄油中所含的油酸、亚油酸和亚麻油酸的比例正好是人体所需的比例,类似母乳,这也是其他植物油所不具备的。国际橄榄油理事会研究学科表明橄榄油对促进血液循环、改善消化功能,提高内分泌系统与保持骨密度,防止骨质疏松以及防辐射,均有较好的作用。

菜籽油 菜籽油中主要营养成分为油酸、亚油酸以及多种维生素,是人们常用的油料之一。菜籽油具有调味、清热、解毒、通便等作用,可用于治疗便秘、痔疮、肿毒以及烫伤等病症。菜籽油含多种不饱和脂肪酸,适宜于高血压、高血脂、心脏病患者食用。

茶油 它是油茶的种子榨出的油,是植物油脂中的珍品。茶油中含有许多不饱和脂肪酸,其中油酸含 83%、玉油酸含 7.4%,它易为人体所吸收与利用,易消化,煎炸食品色香俱佳,烹调菜肴烧炖鱼肉别具风味,常食茶油对防治血管壁硬化,降低血液中胆固醇成分以及润肠解毒均有很好功效。

葵花子油 葵花子油所含的不饱和脂肪酸达 90%,其中亚油酸占 66% 左右,其他如磷脂、胡萝卜素、维生素 E 以及植物固醇等营养成分也很多。

葵花子油中所含的亚油酸是人体必需的脂肪酸,它是构成多种细胞的营养成分,具有调节新陈代谢、维持血压平衡,降低血中胆固醇的作用。葵花子油中含有较多的维生素 E,有助于促进毛细血管的活动,改善循环系统,它所含的磷脂和植物固醇能阻止血清胆固醇的升高,其所含的胡萝卜素可防止夜盲、皮肤干燥等症。

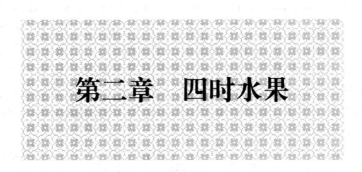

第二章 四时水果

橘子——全身都是宝

橘子是世界上最古老的果品之一，我国栽培橘子的历史已有几千年了。公元前周代已把橘子作为贡品。《吕氏春秋》中说"果之美者，有江浦之橘"，到了汉代橘树已大规模种植了。"一年好景君须记，最是橙黄橘绿时"。汉武帝设橘官，专管贡橘事宜。唐太宗每年重阳节都要在欢宴群臣时，照例赐新橘。远在战国时屈原在故乡柑橘林中写下了《橘颂》的诗篇，把橘誉为"后皇嘉树"，是在天地间的树中佳品。赞颂橘的"受命不迁"，"根固难徙"的节操。

橘实际上是柑橘类的总称，它包括柑、橘、柚、橙、柠檬、香橼等，均属芸香科的灌木或乔木。

橘子营养丰富，含有苹果酸、柠檬酸等有机酸葡萄酸以及蔗糖、果糖、维生素C、胡萝卜素与磷、钙等多种元素，它有着开胃、理气、止渴、润肺、滋补身体的功效，并可增强肝脏解毒能力，降低胆固醇含量，防止动脉硬化的疗效，又利于人体消化与排泄。

据说有一支欧洲航海探险队在去东方寻找香料产地的航行中，因患坏血病折损了许多水手，他们的牙龈肿胀、牙齿脱落、骨节无力难以站立,在广阔的太平洋上,这支船队经历了 98 天,没有见到一个岛屿,10 名船员死于坏血病,30 人奄奄一息,船上几乎没有一个健康的人。这一惨状引起英国皇家海军医生们的注意,他们做了一项试验,将 12 名初显坏血病的水手隔离起来,除供给主食外每天供给两只橘子和一个柠檬,一周后水手们奇迹般地恢复了健康,原来是由于柑橘中富含人体必不可少的抗坏血病的物质维生素 C(又称抗坏血酸)。

此外,柑橘的叶子、花、果、皮等含有挥发性等香油,经提取后它还是化妆品中香料的主角。橘子皮可作药品,用于消积化痰,橘梗可作镇咳祛痰的中药材。橘子瓣上一条条白色的网状筋络叫为橘络,它具有通络化淤、顺气活血之功,不仅是支气管炎、冠心病等慢性疾病患者的食疗佳品,而且对久咳引起的胸胁疼痛有辅助治疗作用。现代营养学发现,橘络中含有一种叫路丁的物质。路丁能使用血管保持弹性和致密性,可减少血管壁的脆性和渗透性,有防止高血压患者发生脑溢血、糖尿病人发生视网膜出血的功效。平时有出血倾向的人,特别是有血管硬化倾向的老年人,食橘络更是有益无害。橘络与其他中药合用,还会起到解毒抗癌的作用。

梨——百果之宗

金秋时节各类水果争先上市,梨是最受人们喜食的一种水果。梨含有果糖、葡萄糖、苹果酸、柠檬酸等有益于人体的成分。梨有清热泻火的功效,可缓解高血压患者头晕目眩的症状。人的肠道对果糖的吸收速度较葡萄糖慢,吃梨后不会使血糖水平突然升高,因此糖尿病患者在控制全天热量摄入的前提下,可以适量吃些梨。韩国科学家研究发现,梨含有的多酚类生物活性物质,有促进身体排出致癌物多环芳烃及其代谢物的作用。该报告特别建议,吃腌菜和烧烤等容易产生致癌的食品后,吃一只梨或喝杯梨汁,有利于抵抗有毒物质的侵害。

　　梨的药用历史已很悠久。现在药房出售的中成药秋梨膏,就是依清代明医陈修园的雪梨膏加减而成的。方中由秋梨、麦门冬、款冬花、百合、贝母、冰糖六味组成。对治疗阴虚咳嗽、咽干口渴、音哑气喘或自汗盗汗甚为有效。

　　民间验方止咳梨膏糖,就是由鸭梨 1 千克,洗净,切碎,百合 50 克,前胡、杏仁、贝母、半夏、茯苓各 30 克,款冬花 20 克,生甘草 10 克组成。制法也很简便,将药放入锅内,加水适量煎煮,共取煎液 4 次,合并煎液,再用小火煎煮浓缩,至煎煮液较稠厚时加入白糖 500 克,调匀,继续煎熬至稠黏时加入橘红粉 30 克、香园粉 10 克,调匀,再熬至用铲挑起即成丝状,停火。趁热将糖倒在表面涂过香油的大搪瓷盘中,待稍冷,将糖分割成多块,外部撒细白糖粉一层即可。本品有清热、润燥、止咳、平喘之功,经常食用可治疗肺热型外感、支气管炎咳嗽、气喘、多黄痰、口渴等症。如用梨或加一二味药物治疗感冒咳嗽,急性气管炎疗效甚好。例方:①生梨 1 个,洗净后连皮切碎,加冰糖炖服。②生梨一个,切除外皮挖去核心,加入川贝 3 克,放碗内隔水蒸 1～2 小时,喝汤吃梨每日一个。

　　治疗痢疾后便血:用鲜梨一个,鲜椿根皮两条(像筷子大小、长短)。先用清水将椿根皮洗净切碎,再把鲜梨切碎同放碗内,用木棒捣烂,然后从纱布把汁挤出,兑入温开水中,一次服完。中医将梨视为食疗佳品,现介绍 4 款与梨有关的食疗方。

百合桂圆梨汁　将 1 只梨洗净去核切成小块,与 25 克百合和 10 克桂圆肉,一同放入锅中加水煮沸后,加入适量冰糖,慢火煮 40 分钟即可服用。

　　功效:百合桂圆梨汁有润肺滋阴、益气安神的功效,可治热病伤津所致的口渴、心烦。

梨膏 将梨去核捣烂、滤渣取汁,梨汁放入锅内慢火熬稠,加入蜂蜜调制成膏,每日服 3 次,每次 15 毫升。

功效:梨膏可治干咳、咽喉肿痛及肺热所致的咳嗽、痰黄黏稠等症。

雪梨芹菜汁 取一只雪梨与半棵芹菜洗净后放在一起榨汁,每日喝一杯。

功效:此汁可有效缓解面部痤疮症状。

梨粥 取等量的梨与粳米,先将梨去核削皮,切成小块,在锅内放入淘洗干净的粳米,一次加足水,待水煮开后放入梨块,慢火熬煮 30 分钟即成。

功效:秋季早晚吃一碗梨粥,可清热解毒,防止鼻干、咽干。

苹果——果中仙品

苹果素有"果中仙品"的美誉,它颜色艳丽、质脆汁多,甜酸适中,芳香可口,备受人们的赏识与喜爱。目前我国苹果生产在逐年增加,单就品种来说就有 400 多种,如红星、红冠、红玉、国光、胜利、鸡冠、秦冠、长江、富士、延光、延风、烟红、烟青、红香蕉、黄香蕉、青香蕉等等。

祖国医学认为苹果性平味甘,具有补心益气、生津止渴、健胃补裨涩肠之功。据化学分析:苹果含水分 85% 左右,糖 10%～14%,苹果酸 0.63%。每 100 克苹果中含胡萝卜素 0.08 毫克,硫胺素 0.01 毫克,烟酸 0.1 毫克,抗坏血酸 4 毫克,碳水化合物 13 克,蛋白质 0.4 克,以及柠檬酸、酒石酸、鞣酸,多种无机盐和维生素。苹果中含的磷和铁,人体容易消化与吸收。

现代医学研究表明苹果具有止泻、通便、抑制或消除细菌的作用,如发现孩子有腹泻现象,可将苹果洗净削皮,用汤匙将果肉刮下成泥状,周岁以内每次半两至一两;1～2 岁每次 75～150 克;3～5 岁每次 200～300 克,每天服用 3～4 次,很快即可痊愈。

苹果是富锌的食品,具有增强记忆力、延缓性功能的衰退、促进胃液分泌改善食欲的作用,同时还可吸收肠道里的有毒有害物质,通便减肥。我国民间有所谓"饭后一苹果,老头赛小伙"之说,古希腊人竟把苹果称为老年人的"青春剂"。

苹果还具有预防牙病、口腔炎的作用,这是由于苹果中所含的纤维质能清洁牙齿中的污垢,同时苹果的果酸可以刺激胃酸分泌,增强机体的消化功能。

近年来医学界还发现苹果有助于调整血液中的胆固醇,预防动脉硬化的作用。科学家们首先在动物身上进行试验,给患有动脉硬化症的田鼠大量喂食苹果,结果田鼠血液中胆固醇的浓度大大降低。类似的实验后来在接受试验的人身上进行,每人每天食用 300 克苹果后,经过一段时间这些人的动脉硬化都有明显好转。这是因为苹果中含有丰富的纤维素、半纤维素的果胶,它们能吸附胆固醇并使之随大便排出体外,从而起到降低血液中胆固醇指数和减少脂聚集的作用。研究人员还发现在通常情况下,常吃苹果的人当中,至少有 50％以上的人胆固醇含量比那些不吃苹果的人低 10％。由于苹果中还含有钾、碳的成分,钾有利于体内盐分的排除、碳能中和人体内的酸,多吃苹果还可减少高血压病与脑血栓的发生率以及消除因体内积存大量酸而引起的疲劳。

进行预防治疗老年病的医学家们根据临床经验还发现苹果纤维对治疗老年糖尿病的功效。

苹果中还含有丰富的锌,它被誉为"生命之火花",是组成多种蛋白质分子所必需的元素,是血液中同时进行氧化、还原、分解作用的酶的重要组成部分。妇女缺锌影响生育殃及后代,儿童缺锌会产生厌食、拒食等,特别值得一提的是锌与癌症存在着特殊的联系,补锌还可以对癌的形成起到抑制作用。

香蕉——人间圣果

香蕉是地球上较早的果实,它的历史可上溯到几百万年前的史前时代。据史料载,早在公元前 327 年罗马皇帝亚历山大第一,就曾经发现印度的印图斯山谷种植着香蕉。中国有香蕉始于武汉帝时期。

香蕉是世间最受人喜爱的果品之一,它皮薄肉厚,芳香清甜,一年四季都可生长,被誉为"人间圣果","智慧之源"。

相传佛教始祖释迦牟尼当年在溪谷荫下讲经时,随手采摘香蕉充饥,并从中获得丰富的智慧。这样佛门中便称香蕉为"智慧之果",人们认为《圣经》上描写的伊甸园中的智慧圣果,指的就是香蕉。

有趣的是香蕉果实看不到种子,其实香蕉果肉里面那一排排褐色小点子就是种子。

香蕉营养丰富,内含淀粉、果胶、蛋白质、维生素 A、维生素 B、维生素 C、维生素 E 与钙、磷、铁等矿物质,营养全面,对人体生长发育与新陈代谢十分有益。在盛产香蕉的乌干达国家,由于那里的人们常年用香蕉当饭吃,他们很少得眼病,也少有皮肤病与血管硬化症、肝炎病等。美国科学家通过试验证明:香蕉能增强血管壁的弹性,预防胆固醇增多与降低高血压与心脏病及中风的发生。此外,香蕉对预防胃溃疡疗效也很好,这是因为它含有大量胶质与少量 5-羟色胺,它能吸收肠腔水分使大便成形,其果胶质有收敛与吸附肠道内细菌与毒素的作用。

由于香蕉大有益于人类且受到人们普遍的喜爱。它没有核带有生来俱有的包装果皮极其卫生,因此美国加利福尼亚的阿特丹市特建了一座"香蕉博物馆",陈列着13000多件的诸为香蕉化石、香蕉雕刻、香蕉玩具、香蕉食谱、香蕉明信片等与香蕉有关的展品,供游人观赏。此外,还建立了国际"香蕉俱乐部",加入俱乐部的会员每人发有香蕉形别针一枚,会员证一张,并可参加一年一度的"香蕉野餐",该会会员竟达6000名以上,可见香蕉是受到人们喜爱的"圣果"。

金橘——橘中之仙

金橘是柑橘,属常绿小灌木,它又名金橘,卢橘、金弹子、瑞金奴、给客橙。这种橘子生时青黑色,熟后便变为金黄色。金橘五月开白花,到秋冬季节果黄时便成熟了。由于它色泽金黄,金果倒垂,茅香满室,肌理细莹,受人喜爱,成为迎春的花果。诗人赞美它:"风仓露饮橘中仙,胸次清于月样圆,仙客偶移金弹子,蜂王燃作菊花钿。"

金橘原产我国,主要分布在长江流域及南方各省。它株矮耐寒、耐旱,抗病虫害力强,可嫁接实生、压条等法繁殖,既可于室内盆栽,也可成片造林。

金橘营养丰富,含多种维生素,生吃可止咳化痰,金橘中含有一种金橘甙,同维生素C相结合,有强化毛细血管作用,老年人冬天吃些金橘可防止血管脆弱和破裂,对高血压、心血管病患者也有较好的辅助治疗作用。中医认为金橘味酸、甜、性温,可主治下气、快嗝、止渴、对醉酒、腋臭也有较好的作用。

将金橘放进糖液中做成金橘饼,制成金橘蜜饯,也别有风味。

橙——文明果品

橙又名金球,它果实圆形,橙红或橙黄色,皮厚光滑甜酸适口,营养学称它为"文明果品"。

橙中著名的品种为"金山橙",是一种"脐橙",其果实底都有个"肚脐"股的痕迹。脐橙皮色红亮,易剥离,香气浓,果核全无,甜中带酸,十分受人喜爱。甜橙原产我国东南部,广东、四川、湖南、广西、江西、福建均有出产,大多系无脐品种,风味各有特色,如血橙果肉带红斑,果汁为红色;新会橙味甜多汁清香可口,老幼皆宜。此外,四川的鹅蛋橙,湖南的辰溪橙,江西的大萼橙等均为好品种。

橙的药用价值也不可忽视,中医认为它性寒味略酸、无毒,可治疗颈淋巴结核和甲状腺肿大,杀鱼蟹之毒;挤去酸水、切碎和盐煎后贮食,食后可止恶心,去胃中浮风恶气,但不宜多食,以防伤肝气、发虚热。橙皮有解酒毒之效,加糖制成橙丁,能消痰下气、利膈宽中。

西瓜——暑夏佳果

炎炎夏日,吃上几块玉液琼浆的西瓜,你会顿觉清凉惬意。因此西瓜有瓜果"夏之王"的美称。

西瓜始于何方?欧阳修《新五代史四夷附录》中说,五代人"曾食西瓜,味甘甜。"胡峤在《陷虎记》中说,他从回纥得的瓜"结实大如斗,味甘,名曰西瓜。"回纥是我国古代西部的少数民族,西瓜之

"西"该是与西部引入内地有关。西瓜分三大类:一是常见的普通西瓜;二是专为取籽的,叫籽西瓜或称"打瓜";三是做饲料用的饲料西瓜,我国很少栽种。

普通西瓜品种繁多,著名的有北京"黑崩筋",保定的"洋子西瓜",山东德州瓜,南京陵园瓜,河南开封瓜,安徽凤阳瓜,山西榆次的"冰糖罐"等;江西抚州瓜和广东的冬熟瓜还远销香港和南洋;著名的还有新疆伊犁河畔的"卡尔德俄斯"西瓜香甜如蜜,每个重达五六十斤,兰州的"金花宝"以个大、皮薄、沙瓤、甜糖如蜜而荣登全国西瓜王宝座。近年来无籽西瓜异军突起,备受人们青睐。

西瓜是营养最丰富的夏令水果之一。它的水分占整个瓜体的90%以上,不仅是解渴佳品,还有医疗作用。汁液中含有营养丰富的维生素、葡萄糖、蔗糖、钙、磷、铁、粗纤维、胡萝卜素等足以与牛奶相媲美。中医认为它可止渴除燥、利尿补益、消食健脾、镇静安神、清热解暑、解酒毒、治喉痹。夏日吃西瓜还对高血压、红眼病、肾炎、高烧惊厥、便秘、牙周炎、癫狂等疾病有良好的防治作用。中暑病人吃西瓜汁比饮茶水或服解暑药物清醒时间早 5 分钟。

西瓜皮入药名"西瓜翠衣",专治暑热引起的小便赤黄,口渴干吐等病症。金元时代名医宋丹溪在他著的《丹溪心法》中留下偏方:"西瓜皮烧灰敷之"治口疮简便有效,600 多年来流传至今。西瓜子含蛋白质、脂肪远超过大米、白面,有清肺润肠,补中益气的功用,并能治口臭。西瓜皮可用以治疗因热引起的吐血、便血。

西瓜虽是夏令佳品,但它性属寒凉,患有虚弱、腹泻的人不宜多食,吃时还要注意卫生随吃随切。

桃——药食佳品

"去年今日此门中,人面桃花相映红。人面不知何处去,桃花依旧笑春风。"桃花妖艳媚人,令人陶醉,而其果实——桃子,以它的果肉丰满、营养丰富而著称。民间有"桃养人"之说,它除了食用外,桃、桃仁、桃花、桃叶都是不可多得的良药。

桃的种类甚多,如蟠桃、蜜桃、齐桃、佛桃、水蜜桃、久保桃等。据测定鲜桃中含有果糖、葡萄糖、胡萝卜素、多种维生素以及钙、磷、铁、钾等成分。祖国医学认为,桃味甘性平,有补中益气、养胃生津、润肠通便的功效。适用于气血亏虚、气短乏力、胃阴不足、口渴便秘等症。高血压病及肺病患者,每日早晚可各吃一个削皮鲜桃。缺铁性贫血及缺钙的患者,经常食用有一定的辅助作用。

桃仁具有破血行淤、滑肠通便的功用。治疗妇女闭经、痛经、小腹疼痛,可取桃仁 12 克、红花 10 克、元胡 10 克,煎汤服用,一日 2 次。治阴虚血燥、津亏便秘者,可用五仁丸(桃仁、李仁、根子仁、松子仁、杏仁蜜丸)每次 1 丸,日服 2 次。亦可用桃仁 15 克捣烂,水煎加蜜 15 克服用,效果颇佳。民间常用桃干治疗肠炎、痢疾。用法是:取桃干(必须用凹瘪而小的,已形成桃的无效)30~60 克,用水一大碗,急火煎至半碗,日服 2 次,疗效明显。此外,桃花、桃叶亦都是良药,桃花能消肿、利二便。用桃花 3~6 克煎服,有消水通便之功。桃叶擅长于活血通经、解毒消肿,治疗妇女月经闭止,取桃叶 120 克研碎煎水服,孕妇忌用。治疗疮疖,取鲜桃树叶、鲜丝瓜叶各 200 克,加明矾适量,捣烂外敷患处能消肿止痛。

菠萝——味香好吃又治病

　　菠萝又名凤梨,属凤梨科多年生常绿草本,是热带、亚热带地区的著名水果。它果形美观,汁多味甜,味特别香,深受人们喜爱。

　　菠萝原产南美洲,16世纪中叶引入我国华南地区和台湾等地。它适应性强,粗生快长,定植两年便可结果。广东农科院曾从国外引进"剥粒菠萝"新品种,不用刀削皮,只需沿着果眼用手一粒一粒地把皮剥下即可食用,引起人们极大的兴趣。

　　菠萝营养成分丰富,蛋白质、脂肪、碳水化合物、粗纤维、钙、磷、铁、胡萝卜素,维生素A、维生素B_1、维生素B_2、维生素C,烟酸等都很充分。

　　菠萝中含有一种叫菠萝蛋白酶的物质,它能溶解导致心脏病发作的血栓,能防止血栓的形成,并能加速溶解组织中的纤维蛋白和蛋白凝块的功能,从而改善局部血液循环与达到消炎消肿的作用。菠萝中所含的糖、盐类与酶,还有利尿作用,对肾炎、高血压患者有益。

　　中医认为,菠萝性味甘平,具有健胃、消食、补脾、止泻、清胃、解渴等功效。对高血压、咳嗽、痰多、伤暑伤食、脾胃虚弱、腰膝酸软、肾炎、水肿等症也有疗效。食用菠萝时应先将其切成片后放入淡盐水中浸泡30分钟,再用凉开水浸洗后食用,这样可去掉其涩味与预防过敏。菠萝果肉金黄有芳香,除即食外还可加工成罐头、果皮、果心可制果汁和果酒以及提取柠檬酸等。禁忌:患有湿疹、疔疮、溃疡病、肾功能衰竭、凝血功能障碍等不宜食菠萝以防出血。

柿子——食用得法也治病

柿子产于我国,栽培历史悠久,资源丰富,产量居世界首位。

柿子除鲜食外,可加工成柿饼、柿霜、柿蒂、柿脯等。它还可酿酒制醋,加工柿子炒面、甜柿油糕等小吃食品。

柿子营养丰富,含糖类 15% 以上,其中葡萄糖 6%、果糖 4%、蔗糖 5%,还有少量的甘露糖醇。柿饼中的糖分更高,过去认为其表面白粉为甘露糖醇,现已证实其含 30% 葡萄糖、21% 果糖和 10% 蔗糖。柿果中脂肪含量仅有 0.1%～0.2%,无机盐类为 0.2%,主要为钙、钾、钠,其次镁、磷、维生素含量亦很丰富,以维生素 C 和烟酸较多,与柑橘相似。柿子的热能很高,每百克热能 55 千卡,所以食后有饱腹感。

柿子除含有多种营养素外,还有大量单宁物质,所以具有广泛的药物性能。《本草纲目》记载:"柿乃脾、肺、血分之果也。其味甘而气平,性涩而能收,故有健脾、涩肠、治嗽、止血之功。"痔疮出血、大便秘结可吃适量鲜柿或柿饼,加水煮烂,当点心吃,一日两次。柿霜即柿饼上的白霜,医书记载:"柿霜雪白,入脑而甘凉润滑。其甘也能益肺气,其凉也能清肺热,其滑也能利肺痰,其润也能滋肺燥。"用肺霜 10～15 克以温开水化开,每日分两次服用,可治肺热痰咳、喉痛咽干、口舌疮炎等症。鲜涩柿榨汁名为柿漆,富含矢布脑,是有效的降血压成分。高血压有中风倾向时,用牛奶或米汤调服,每次半杯,可作急救用。柿蒂主要成分为糖、鞣质、三萜烯酸、桦树脂酸、乌苏酸、莽墩果醇等。呃逆不止、百日咳及夜尿症,可用柿蒂 4～5 个热水煎服有效。

柿叶中含有大量维生素 C,据报道每百克鲜柿叶含维生素 C

2700毫克,干柿叶含3500毫克,使其他果品望尘莫及。它还富含胆碱与芦丁,柿叶经加工可制成柿叶茶,长期饮用可以软化血管、防止动脉硬化,并能利小便、通大便。日本人首创饮用柿叶茶,近年来我国加工制作的柿叶茶对日出口,国内茶叶店亦有销售,颇受消费者欢迎。

柿子虽好吃,但应注意食用适度。因柿中的单宁物质有较强的收敛性,吃得过多不易消化。据《群芳谱》说:"多食引痰、动风。"另据苏颂说:"凡柿同蟹食,令人腹泻。"从食性看,柿、蟹皆寒;从成分看,蟹富含蛋白质而柿含鞣酸很多,两者结合就会凝固变成硬块,聚在胃肠中便会出现肚痛、腹泻等症状。此外,柿中单宁易与铁质结合,会妨碍人体对铁质的吸收,所以缺铁性贫血者不宜食用。一般人空腹时也不宜多食柿,因柿中单宁与胃酸结合易形成胃石,造成胃肠不适,所以空腹以少食为妙。

枇杷——金丹妙药

初夏时节,枇杷成熟了,在村旁、坡地、平地、山间到处是浓阴为幄,金丸累累。

枇杷属蔷薇科常绿小乔木,它枝粗叶厚,树高丈余,秋荫冬花,春实夏熟,四时常绿,四季不凋,隆冬开白花,到三、四月间结球状果实,熟时像黄杏,煞是好看。

枇杷原产我国东部、南部、中部各省地区,距今有三千多年历史。汉武帝建造"上林苑"时,曾从四川夹江运去十株枇杷树,成为苑中观赏植物。唐代将枇杷列为贡品,后来种植枇杷的地方扩展到大江南北。

枇杷性喜温暖湿润的气候与土壤,我国栽培的枇杷品种约

100多种,以长江以南的浙江、江苏、福建为著名,诸如"大红袍"、"软条白沙"、"白梨枇杷"等,它果大肉厚,甜美可口,清香扑鼻,别有风味。

枇杷又名卢橘、金丸、炎果、琵琶,果实金黄,浑圆如丸,故人们都以金丸作比。唐白居易的诗句"五月枇杷正满林",宋刘翚诗句"万颗金丸缀树稠",明高启诗句"落叶空林忽有香,疏花吹雪过东墙,居僧记取南风后,留个金丸待我尝",均为赞描枇杷成熟时的丰收盛况。

枇杷味甘、酸,性平除鲜食外,可加工成果酱、果露。其花是良好的蜜源,种子可提取淀粉或酿酒,叶则是传统中药。

枇杷可止渴下气,利肺气,止吐逆、和胃、降气、润五脏。其花主治头风、鼻流清涕,尤其是叶,味苦、性微寒,可用于治疗咳嗽、痱疹、蛲虫病与声音嘶哑等症,特别是患有风热感冒、咳嗽、痰稠者,用枇杷叶100克(去毛),水煎口服,疗效好。

柠檬——神秘的药果

1593年间,英国海员乘帆船横渡海洋,在航行途中海员们被坏血病所困扰,吞噬掉达万人的性命。1972年间英国的库克船长率领船员作第二次远航,横渡太平洋探险历时三年,118名船员患上坏血病,库克船长命令船员们每天吃柠檬,结果只有一位船员死去,其他船员安然无恙。后来英国水军作出规定,凡出海水兵每天都要饮用定量的柠檬汁,从此海军中坏血病就绝迹了。

这是什么原因呢?英国医生林德从柠檬汁中分离出"己糖醛酸",它是一种抗坏血酸的要素,因为坏血病是一种维生素缺乏症,从此人们称柠檬为"神秘的药果"。

柠檬是芸香科的常绿小乔木,它原产马来西亚,美国、法国、意大利,产量很高,人们普遍食用。柠檬适宜于热带亚热带地区种植,我国台湾、福建、广东、广西等省市均有栽植,柠檬又名柠果、檬干、药果,由于孕妇们最喜食,故又名"益母果"。

柠檬果实汁多肉脆,有浓郁芳香气味,特别是它含有糖、钙、磷、铁和维生素 B_1、维生素 B_2、维生素 A、维生素 P,特别是含大量的维生素 C 以及丰富的有机酸、黄胴类、香豆精类、固醇类、果胶、草酸钙等,具有化痰止咳、生津祛暑、健脾消食等功效,还可用于高血脂、坏血病、高血压、肾结石等患者的预防与辅助治疗,并有美容、洁肤的功能。

柠檬味甚酸易伤筋损齿,胃酸过多者及有胃、十二指肠溃疡患者忌食。

甜瓜——祛热又利尿

甜瓜又名甘瓜、果瓜、香瓜,一般有厚皮与薄皮两大类型。厚皮型的果皮上常带有网纹,果肉厚,水分较少,而味较甜;而薄皮型的,则水分多,肉质较脆。

甜瓜中以"上海七宝"黄金瓜为最佳,它瓜皮金黄,皮薄肉脆,清香诱人,相传黄金瓜曾列为贡品。此外还有雪瓜、海冬青、新疆的哈密瓜等,特别是哈密瓜是甜瓜的变种,有"天下第一瓜"的美名,由于其产地自然条件,得天独厚,种出的瓜甘美醇甜,相传新疆哈密王曾将该瓜进献给清皇受到赞赏,由此得名为哈密瓜。

甜瓜味甘,性寒滑,其功能可止渴、祛热、除烦、利小便,通三焦,雍寒气,可治口鼻疮,暑热天食后不易中暑。

中医认为甜瓜的籽仁能清肺、润肠、止渴和中气,对腹内结聚,肠胃内雍有疗效,但甜瓜不宜多食,易产生腹胀等症。

木瓜——万寿果

木瓜又名番瓜、乳瓜、文冠果,它果皮光滑、肉厚细致、香气浓郁、汁水丰多、甜美可口、营养丰富,素有"百益之果"、"万寿果"之雅称。

木瓜含有水量约89%,而热量甚低,它富含17种以上氨基酸,尤含有丰富的色氨酸、赖氨酸,而这两种氨基酸都是人体必需的氨基酸,色氨酸有着催眠、镇痛等作用,是神经传导物质的原料,而赖氨酸与葡萄糖代谢关系密切,能抗疲劳,提高注意力。

木瓜含有维生素 A、维生素 B_1、维生素 B_2、维生素 C 等十多种维生素。特别是能维持正常免疫功能,木瓜的维生素 B_6 含量较多,维生素 C 与维生素 E 也很丰富,它能分解过氧化脂类物质,保护细胞膜和生物膜起到预防心脑血管疾病的作用。木瓜中还含有不饱和脂肪酸,它能将人体内多余的胆固醇排出体外,所以还具有预防动脉硬化、高血压和糖尿病的作用。

此外,木瓜还富含铁、钙等微量元素,以及木瓜蛋白酶、香木瓜碱等。

木瓜对预防疾病一直受到人们的重视,它有着健脾、消食的功能,木瓜蛋白酶能消化蛋白质,有利于人体对食物的消化与吸收。可帮助分解肉食,减少胃肠的工作负担。木瓜中所含的香木瓜碱,还具有抗肿瘤的作用,它能阻止人体致癌物质亚硝酸胺的合成,对淋巴细胞性白血病具有较强的抗癌活性。

木瓜所含的齐墩果酸成分是一种具有护肝降酶、抗炎抑菌、降血脂、软化血管等功效的化合物,木瓜酶对产妇有着催乳、丰胸的作用。

木瓜性温、不寒不燥，其营养极易被人体皮肤直接吸收，可让皮肤变得光洁、柔嫩、细腻，因此，它还是一种美容的水果。

值得注意的是木瓜中的香木瓜碱有着小毒，因此食时不宜过多，体质过敏者，应慎食。

甘蔗——酥甜粗实的果实

甘蔗生长在热带与亚热带地区，是多年生禾本科植物。

我国很早就种植甘蔗，从殷商时代起，南方广州一带就普栽甘蔗了，用甘蔗制糖的技术，由中国传到印度，从此印度便逐渐成了世界上最大的甘蔗生产国，阿拉伯水手把印度的蔗苗移植到埃及，后又传到古巴，由于古巴气候炎热、土壤肥沃以及高度潮湿等自然条件，十分适宜甘蔗生长，于是甘蔗很快便在古巴繁殖起来，一般蔗田播种一次可丰收十年，即使不施肥、不灌溉照样年年丰收，又由于制糖业的发展，古巴很长时间成为世界上生产与出口蔗糖最多的国家。

甘蔗又名薯蔗、糖梗、竿蔗，它含有蔗糖、多糖、维生素 B_1、维生素 B_2、维生素 B_6、维生素 C、蛋白质、脂肪、钙、磷、铁及多种有机酸等成分，其味甘、性平，其含糖量达 10％～18％，因此有着很好的营养与食疗效果。它有清热、下气、润肺、和胃、降逆等功效，可用于热病伤津、痰咳、心烦、小便赤涩以及解酒毒等症。

由于甘蔗甘寒多汁，是暑热天的天然饮料佳品。甘蔗含糖量高，过多食用易引发头昏、烦躁、四肢麻木等高渗性昏迷，故不可多食。此外，由于甘蔗含有黄曲霉毒素，因此有霉变的甘蔗不可食用，以防中毒。

樱桃——玛瑙般的珍果

樱桃又名含桃,莺桃,它是一种娇小玲珑,皮色腥红的果中珍品,它颗颗像红玛瑙球,晶莹发亮。酸甜可口,历来为人们所喜爱。

"红了樱桃,绿了芭蕉"宋人蒋捷的词句,说明每年暮春季节,我们就可以看到红了的樱桃与绿了的芭蕉。

樱桃属蔷薇科,是落叶乔木,春初花和叶同时发生,立夏前就可结果,是果树中结果最早的一种。樱桃喜光,要求有一定的湿度,适宜砂壤土生长,原产长江流域,江苏、浙江、安徽、山东、河南等省均有种植。樱桃有丰富的营养物质,其中以钙、磷、铁与多种维生素为多。它可入药,其种子含氰甙,水解产生氢氰酸。樱桃树皮含芫花素、樱花素,有着调中、益脾、养颜、美志,止泻等功效,其叶味甘,性平,可主治面部粉刺、雀斑等,将叶捣碎成汁喝,还可治蛇咬伤,其核可作为小儿麻疹的透发药。

樱桃除鲜食外,可加工成果脯、樱桃露酒,深受人们的喜爱。

龙眼——滋补果品

龙眼营养丰富,味甘似蜜,果肉如丸,玲珑晶莹,据测定龙眼中含有葡萄糖21%,还有蔗糖、有机酸、蛋白质、脂肪、维生素 C、维生素 B、维生素 A 和钙、磷、铁等微量元素。自古以来医学家就用它来医治疾患,据《神农本草经》记载,龙眼有治五脏邪气,安志厌食,除虫毒,去三虫,久服强魄聪明,轻身不老,通神明等作用。《泉州本草》亦谓其能"壮阳益气，补脾胃，治妇女产后浮肿，气虚水肿，脾虚泄泻"，著名的"归脾汤"即是以龙眼肉为主要成分加工精制而成的，龙眼的"益心脾"对气血亏虚、脑力不中及体虚的人，也有很好的疗效。近些年来，研究人员还发现，龙眼肉具有抑制癌细胞JTX-26的作用，龙眼肉可供药用，它的叶、壳、核、根、花也均可入药。叶有解毒作用，可治感冒、疟疾、淤肿及痔疮。壳有散邪祛风、聪耳明目之功，能治心虚、头晕诸症，核有止血、定痛、理气化湿的功效，根能治丝虫、白带，花煎汤服可治各种淋症。

龙眼是补气补血的滋补品，龙眼肉可补益气血、调养心脾，常用以治疗因劳心或劳力过度而引起的心脾两虚症，诸如神经衰弱、经常失眠、心慌心悸、健忘等。对于用脑过度或思虑太多、劳伤心脾者，单味食用或煮汤饮服均可奏效。如与黄芪、人参、当归、酸枣仁等补气血、养心安神药同用疗效尤佳。中药的归脾丸，就是龙眼肉配人参、黄芪、当归、芍药作为补脾益气、养血安神的代表名方，对于气血不足者常食龙眼肉，可达补气补血作用，市售的代参膏（或玉灵膏）即以龙眼加白糖，煎熟后以开水冲服。它适用于久病、重病之后，因气血亏损而出现头晕心悸、失眠、健忘者，食后不会影响食欲，民间常以龙眼肉配红枣一起煮汤服用，既可健脾开胃，又能调补气血，还可养心宁神，实为简便实用的进补方法，而无副作用。

龙眼滋补治病的常用食疗方法。

久病体弱或病后消瘦者　龙眼肉15克，瘦肉100克，生姜一两片共炖，连汤食用，每日一次。

补益气血，产后心悸　龙眼肉500克，加白糖少许和水上笼蒸热，每天早晚用开水冲服一汤匙。

神经衰弱、健忘　龙眼肉、白糖各500克，拌匀，隔水炖成膏状，每天早晚各服一汤匙。

贫血、血小板减少　龙眼肉、大枣各30克，水煎连汤食用，每日一次。

产后虚弱,月经不调 龙眼肉 15 克、鸡蛋两个,炖熟食用,每日 1～2 次。

心悸失眠 龙眼肉 15 克、莲子 15 克、糯米 150 克煮粥食用,早晚餐各 1 次。

口淡厌食、胃口不佳或脾虚泄泻 龙眼肉 15 克、白术 6 克,水煎服,每日 1 次。

心慌,因惊吓失眠,多梦,心烦不安,自汗 龙眼肉 15 克、酸枣仁 6 克,水煎服,每日一次,有效。

荔枝——果中佳品

我国南方热带地区的江堤湖岸,漫山遍野,连绵荔林,郁郁苍苍。每当炎夏季节,那红如玛瑙、绿似翡翠、果实累累的荔枝挂满枝头,香气阵阵,瑰丽非凡。

荔枝在我国的历史十分悠久,至今有 2000 多年,东汉和帝时,荔枝被当做贡物,唐玄宗时为了满足杨贵妃能吃上新鲜荔枝,特下令从广东岭南飞骑速递,诗人杜牧写诗慨叹道:"长安回望绣成堆,山顶千门次第开;一骑红尘妃子笑,无人知是荔枝来。"

荔枝其树结实,枝条脆弱而果蒂坚固,不可摘取,必须用刀斧砍断其枝,所以又名离枝。荔枝不能离枝,否则它便会一日色变、二日香变、三日味变、四五日后则色、香、味都没有了,因此荔枝须新鲜时采摘便食用,如需保存通常人们是将它晒干或卤浸蜜煎以贮存。

荔枝味甘性平,果色鲜红,汁液香甜,营养丰富。每 100 毫升的荔枝中含维生素 58～84 毫克,有人体所需的 26 种以上的滋补成分。它有着止渴、健脑、提神、治呕逆、除脓肿等功效,对头晕、烦躁不安,背膊不适,颈淋巴结、疔疮等患者有食疗之效。荔枝的核煨研成末,还可以治疝气、胃痛及小肠气痛等疾患。

此外,荔枝除鲜食外,还可加工成罐头、果酒、果干等。

草莓——别有风味

在那蔓生的绿叶丛中,匍匐的茎枝上垂排着红宝石般的鲜果,那便是草莓。它果肉细嫩、柔软多汁,酸甜可口,具有诱人的色彩与特别的风味,它是水果中难得的色香味俱全的水果,被人们誉称为"果中皇后"。

草莓又名红莓、地莓,是蔷薇科草莓,属浆果类水果。原产欧洲,盛产美国、波兰、日本、墨西哥等地,是世界七大水果之一。20世纪初才引入我国,后种植面积逐渐增多,成为广大人民喜爱的佳果。

草莓是多年生草本植物,它喜欢湿润、疏松与肥沃的土壤,需良好的灌溉条件,宜在南方多雨地区田垄上栽培,北方少雨地区,宜沟栽或平畦种植。

草莓通常在十月间开花结果,这时需要大肥大水,并多施磷钾肥;草莓还可种植在菜园、阳台或花盆中,这样既可作盆景陈设,美化环境,又可收采美味鲜果,两者兼得。

草莓是早熟丰产果实,它营养丰富、蛋白质、碳水化合物及维生素 C、维生素 B_1、维生素 B_2 和胡萝卜素外,含糖 5％～12％,其维生素的含量比梨、苹果、葡萄多 3～10 倍;钙、铁、磷盐的含量比梨、苹果、葡萄多 3～10 倍。草莓营养成分极易为人体消化吸收,老幼皆宜。

草莓性凉、味酸,具有润肺、生津、清热、凉血、健脾、解酒毒的功效。其中所含胡萝卜素是合成维生素 A 的重要物质,具有明目养肝作用,所含的果胶和不溶性纤维,对帮助消化通畅大便着特别功效。草莓还是含有鞣酸很丰富的水果,可阻止人体内致癌化学物质被吸收,具有防癌功效。美国把草莓列入十大美容食品,据研究经常吃草莓对皮肤,头发均有保健作用,对减肥与去除体内"矿渣"也十分有益。

草莓皮薄易损,不易保存,应尽量新鲜食用,食用前要将它放入盐水中浸泡十分钟方可。如需储存可将它放入一个浅容器内铺成一薄层,再放入冰箱冷藏,这样可以保存几天而不坏。

葡萄——佳酿原料

金秋时节,那枝繁叶茂的葡萄架上,大串大串的紫红、碧玉的葡萄悬挂着,在阳光照耀下熠熠生辉,吐发出阵阵芳香,葡萄熟了!

葡萄是世界上古老的果树树种,原产西非和北非。我国种植葡萄有 2000 多年历史,张骞出使西域后,得其种子,开始种植。后经人们精心培育,在我国辽阔的土地上生根开花结果。

葡萄大名蒲桃,草龙珠,折藤易栽,成活率高,春季萌芭生叶,三月开黄白小花,随后结果,七八月成熟。

葡萄含有蛋白质、脂肪、碳水化合物、果糖葡萄糖、蔗糖及铁、磷、钾、胡萝卜素、维生素 B_2、维生素 C、草酸、酒石酸、柠檬酸、苹果酸等营养成分,能帮助人体积累钙质,促进肾脏功能,调节心搏次数,促进肠胃消化,排除尿酸,保护肝脏,滋补肝肾,养血益气,有抗疲劳、补气血的作用。中医认为葡萄性平、味甘,能生津液、强筋骨、利小便,可用于脾虚气弱、气短乏力、水肿、肺虚、贫血等症,特别是葡萄中硼的含量很高,有益于更年期妇女维持体内雌激素水平,预防骨质疏松症,葡萄中所含鞣花酸、花青素与白黎芦醇,还是抗癌物质,也是天然的抗氧化剂。

我国著名的葡萄产区首推新疆吐鲁番,这里葡萄品种繁多,驰名中外的无核葡萄,清爽可口的马奶葡萄,又甜又脆的红葡萄更是居全国之冠。无核白葡萄是果中佳品,皮薄质脆、清甜,含糖量最高。由于吐鲁番地区光照充足,一年中晴天达 300 天以上,又是我国最低的盆地,聚热增温,气温日差平均在 10℃ 以上,白天温度高,有利于同化作用加快,夜间温度低有利营养物质积累,由于干旱植物蒸发旺盛,体内糖分积累较多。

葡萄的名称由来同造酒有关,在此仅介绍自制葡萄酒的简单方法:成熟的紫葡萄 5 斤,白糖 1 斤,先用淡盐水浸泡葡萄,以除去农药后再用清水冲洗干净,捞出晾干,把葡萄和白糖放入盆中,用手抓揉后装入容器(瓷式玻璃)中封严,放避光处存放,夏季 20～30 天,冬季 40 天左右,启封,捞出浮在上面的葡萄皮,即可饮用。

杨梅——好看好吃又治病

杨梅原产我国,已有 2000 多年的栽培历史。汉初政论家、辞赋家陆贾,在《南越纪行》中就提到"罗浮山顶有湖,杨梅山桃绕其际。"说明汉代就已栽植,到宋代栽种更盛。明代王象晋在《群芳谱》中说:"杨梅,会稽产者天下冠。"我国长江以南至福建、广东、云南、贵州都有栽植。杨梅为杨梅科,杨梅属,常绿乔木,古称机子,又有朱梅、圣僧梅、白蒂梅之称,是我国特有果木,世界百果中稀有珍品。李时珍在《本草纲目》中称:"其形如水杨,而味似梅",故称杨梅。杨梅树冠圆正美丽,还是优良的观赏树种。

杨梅之奇还在其奇花异果。相传古代有个巧夺天工的绣花女,能绣千果万花,在杨梅树下等待花开,终绣不出杨梅花,因她没见到杨梅开花,杨梅花就成了一个谜。其实杨梅是雌雄异株的果木,雄株是不结果的,所谓花是没有花冠、花瓣的,雄花只是花丝、花药,从穗中抽出,长仅1.9毫米左右,雌花则是倒八字形的柱头,每个花穗上生着10多朵鲜红色或黄白色的小花,花是在下半夜开放,天亮即闭合。因而,绣花姑娘没能见到杨梅花开。杨梅果是没有果皮的特有果类,果实艳如丹顶鹤的鲜红肉冠,艳丽迷人。

杨梅营养丰富,富含维生素C、维生素B,含糖量高,主要是葡萄糖和果糖。果酸为苹果酸、柠檬酸、乳酸、草酸,还含铁等营养成分。杨梅果味甘甜似蜜,但带微酸,吃到嘴里满颊生香,余味隽永。

杨梅有紫、红、白三种,紫的最佳,白的次之,红的居中。优良品种有水晶杨梅、荸荠杨梅、大乌杨梅等。乌梅果大肉厚,汁多味甜,香气宜人,历代是进贡皇帝的珍品。

椰子——滋补佳果

椰子树是一种美丽的热带风景树,它那高高的树干顶部簇生着大型羽状复叶,绿荫如盖不分枝的树干伸向蓝天,是一种华而有实的热带宝树,所结的果实——椰子,全身都有价值。

椰子又名奶桃,是我国热带主要果品之一。以海南岛栽培面积最广,西沙群岛、雷州半岛和广东、福建、台湾等地也有少量种植。

椰子的果实很大,外有棕色粗皮,皮内壳坚硬,壳内有肤,肤内有乳汁般的浆液,它清凉可口,芳香宜人,别有风味。椰子胚乳(椰肉)含有丰富的脂肪、蛋白质和多种维生素,营养价值很高。据分析在每百克新鲜椰肉中,含蛋白质3.5克,脂肪3.5克。鲜食椰肉爽脆甘香,味美可口。民间有用椰肉炖鸡,具有补气血、益智、强身之功。据《本草纲目》介绍,椰子有益气、消渴、治水肿、去风热、止血、治霍乱、疗梅毒等功效。椰汁(椰水)亦富含维生素B、维生素C及糖,是热带地区高级的清凉饮料。适量饮用椰汁能祛暑解渴,还有治充血性心力衰竭和水肿的功用。椰肉除鲜食外,还能做成蜜饯、糖果、椰丝、椰蓉和椰子酱罐头,也可用来榨油。椰油既可食用,又能制成奶油代用品,包括高级肥皂、化妆品、合成橡胶、蜡烛、机器润滑油等。

椰子果实因外皮层次较多,较易贮存,把它放置在阴凉干爽通风处,一般可保存半年以上,只要椰水尚在,顶部不长出青苗,则椰肉不坏。剥食椰子的方法是:先用利刀割开表皮,用力撕拉椰衣,将椰衣剥清后,用水把露出的球状坚果略加冲洗,再用竹筷等尖锐物,将果壳的顶端的芽眼戳破,即可吮吸椰汁,或倒入杯中饮用。饮后剖开椰壳,便可见到椰肉附着在壳壁上,可用力逐决割离取食。撕出来的椰衣,还可扎成扫把,或用作洗刷工具。椰子的硬壳还可加工成精美的工艺品。由于椰肉含油量高,且肉脆带硬,较难消化,鲜食时宜细嚼慢咽,才能品尝其美味并有利于养分的吸收。

橄榄——南国青青果

橄榄是橄榄树在深秋时节结出的一种青青果实,它天然翠绿,脆硬可嚼,故又名为"青果"。宋代诗人梅尧臣所咏:"南国青青果,入冬始知摘"。橄榄树的根系十分发达,适应土壤的性能强。它树形高大,产果丰富,被称为"生命之树"。

橄榄盛产于福建、广东、四川、云南、台湾等地,它的大小如红枣,有着两头尖如梭的硬核,外包的果肉与果皮,入口初嚼有苦涩味,但转而变为清甜、可口。

橄榄果肉含有丰富的营养物质,特别是含钙较多,对儿童骨骼发育颇有帮助。

据中药典籍记载,生食橄榄或将橄榄煮汁饮,可生津、止渴、开胃、下气、止咳、止腹泻。新鲜橄榄还可解煤气中毒、酒精中毒和鱼蟹之毒,有清热、解毒、化痰、消极的功效。

我国秋冬季节气候干燥,常食橄榄有润喉之功。中医素来称橄榄为"肺胃之果",认为对肺热咳嗽、咯血也颇有益处。

人们为了遮盖橄榄的苦涩味,用蜜或盐水腌渍的方法,制成有地方特色的各种橄榄。如福建生产的"青津果",它是以橄榄为主料,配上甘草等中药材,再加冰糖制成,食后津香盈喉,有消食、解胀、醒酒、去腻、止晕、抑吐等功效,被人们誉为"养脾胃、爽身心、增食欲"的佳品。

从橄榄中榨出的油如液态黄金,色黄芳香,是橄榄的精华。它主要由饱和脂肪酸及不饱和脂肪酸混合而形成的甘油酯组成,它能有效降低人体中坏胆固醇的含量,对健康十分有利。

石榴——五月榴花照眼明

唐代诗人韦应物在《榴花》中说:"五月榴花照眼明,枝间时见子初成"。似火热烈的石榴花给家中的庭园增添着浓艳烂漫的气氛和情调,同时象征着家业火红、子孙有福。

石榴花外有瓶状的花托,口缘是几枚厚实的萼片,护卫着几片或一丛皱缩的花瓣,犹如一簇半隐半现的红巾,令人爱惜。

石榴分果石榴与花石榴两种,果石榴,萼草质,宿存,后成果实外皮,浆果多子,有半适明肉质,味甜浓郁。古人把它作为定情信物,含有多子多福永结同心之意。石榴原产近东和中亚,是一种古老的果树。在我国相传是张骞从安石国带回,所以又名为"安石榴"。石榴的果皮可作药用,由于它性温、味醉涩,可主治久痢不止,下血脱肛、崩漏带下等症,人们在中秋节前后,有吃石榴以健身的习惯。

山楂——病人的药库

山楂是我国北方的风味果品,用山楂制作的冰糖葫芦、山楂糕、山楂片、山楂酒等,人们十分喜爱。然而,山楂在浩瀚的药海中还是一种健胃、消积、祛淤、收敛止泻的中药。在我国入药的有两类:即北方产的北山楂,果大肉肥;南方产的南山楂,果小肉瘦。它们的共性是味酸、甘、微温、健脾胃。

近半个世纪以来,许多国家的医学界对山楂的理化进行了多方面的研究,认为山楂除含有糖、磷、钙和丰富的维生素 C 外,还能从中分离出 30 多种黄酮类成分。其中的牡荆素衍生物是一种较强的抗癌化合物。三萜类成分能兴奋冠状动脉,增加血流量。经动物实验证明,服用一定数量的山楂制剂,冠状动脉的血流量可增加 45%。另外山楂在治疗和预防疾病方面,有五种功效。

1. 活血化淤。用山楂配赤芍、丹参、红花等可以治疗冠心病,使缺血的心肌得以改善。用益母草、蒲黄配伍可治疗产后恶露不尽、淤滞肤痛。配伍当归、川芎、白芍可治疗血淤痛经。

2. 消食化积。由于各种食积、肉积引起的肤痛、胀满,可配伍青皮、木香煎服,或服以山楂为主的保和丸。婴儿乳积不消,可用山楂、麦芽同服。单纯小儿消化不良,可用新鲜山楂煮食。

3. 降低血脂和血压。 经常服用山楂冲剂可降低血液中的胆固醇和血脂在血管壁上的沉积。虽然这种作用比较缓慢，但是连续服用 4 周以上，血压和胆固醇下降比较明显。

4. 抗菌止痢。 对于各种菌痢、变形杆菌、大肠杆菌等有较强的抑制作用。特别是菌痢初起，用山楂煎汤冲红白糖各 25 克、毛尖茶叶 10 克焖片刻，服之有效。

5. 其他作用。 用山楂配小茴香、橘核煎服可行气散结镇痛，治疗疝气、睾丸肿瘤。山楂煎剂外洗还可治疗冻疮。山楂还能抗心律不齐，改善心肌糖代谢。尽管山楂可治疗多方面的疾病，但是一次不宜多食，多用者破气、损齿。

猕猴桃——花果新军

近年来，猕猴桃及其系列产品风行全国，并引起世界各国科学家的广泛重视，被称为"抗癌果"。

作为一种水果为何有这么大的影响力？这是由于它含有丰富的多种营养成分和具有广泛的药用保健价值，特别是它有强大的抗癌作用。据科学测定猕猴桃含有大量的维生素 C、维生素 D，多种氨基酸和葡萄糖、蔗糖、脂肪、蛋白质及镁、铁、钙等人体必需的矿物质。它含有丰富的维生素 C，是柑橘的 10 倍，苹果的 80 倍，梨的 96 倍。这些成分对人体不仅有很好的补养作用，还对致癌物质亚硝胺的合成有很强的阻断作用。亚硝胺是一种化合物，它可诱发所有脏器的癌变，但亚硝胺在自然界的动植物中存在不多，在食品中却广泛存在着。亚硝酸盐和胺类，在人体内可以合成亚硝胺，猕猴桃汁则有阻止亚硝胺合成的强大作用。实验证明，它比公认的维生素 C 和美国最好的天然果汁——柠檬汁的阻断作用更强更好。此外,还发现它含有至少两种以上的活性物质,并已分离出结晶体。这一发现为人类在天然食品中寻求抗癌物质也开拓出一条新路。

猕猴桃早在我国 2000 年前就有记载,在北宋、明、清已有药用治病的记述,它的根、藤、果实均可入药。中医书籍记载,猕猴桃性味甘酸、寒、无毒,归入足少阴、阳明经,具有解热、止渴、通淋的功效,主治烦热、黄疸、石淋、痔疮等症。对高血压、冠心病、肝类等病,亦有很好的辅助治疗作用。

芒果——热带水果之王

芒果属热带常青树产的果实,外形为肾形或鸡蛋形,肉为黄色,多纤维,味酸甜,汁多核大,富香气,被誉为"热带水果之王"。芒果营养价值高,成熟的芒果果肉含糖高达 14%～16%,且含丰富维生素 A、维生素 B、维生素 C 以及多种人体所需的矿物质与氨基酸。芒果中含有一种叫芒果甙的物质,有明显的抗脂质过氧化和保护脑神经的作用,能延缓细胞衰老,提高脑功能,它还可提高红细胞过氧化氢化酶的活力和降低红细胞血红蛋白以及祛痰、止咳功效,对咳嗽、痰多、气喘等症有辅助治疗功能。

芒果有益胃、止呕、止晕的作用,对眩晕症、美尼尔症、恶心呕吐等有益。芒果中含芒果酸等化合物,具有抗癌的药理作用。芒果汁可增加胃肠蠕动,使大便在结肠内停留时间缩短,因此吃芒果对防治结肠癌有益。

芒果中的维生素 C 含量高于一般水果,常吃芒果能降低胆固醇、甘油三酯,并有利于防治心血管疾病。

芒果中的胡萝卜素、维生素 A 含量极高,有益于视力的改善,还可润泽皮肤,有着美容效果。

芒果性带湿,患有皮肤病或过敏体质者应慎食,不然会使皮肤发黄,并对肾脏产生不良影响。

莲子——养心安神的补品

莲子是植物莲的成熟种子,古称莲子为莲实、水芝丹,以湖南所产的湘莲为最佳。它是补益强壮、养心安神的佳品。

中医认为莲子性味甘、涩、平,入心、脾、肾经,用于心虚或心肾不交所致的心悸、失眠等症,常配伍柏子仁、生牡蛎同用。用于脾虚所致的泄泻、缺乏食欲等症,常配伍党参、淮山药等同用。用于肾虚所致的遗精、尿频、白浊、带下等症,常配伍沙苑子、芡实等同用。

莲子的养生方法有:①莲子去芯、风干,磨成粉与粳米同放入锅中加水烧沸,用文火熬煮成粥,可治体弱失眠。②莲子(去心)四钱、淮山药五钱、内金三钱,与糯米煮粥,加适量白糖,可治脾虚所致的腹泻、缺乏食欲等症。③莲子肉三钱、龙眼肉三钱、百合四钱、五味子三钱,水煎服,每日一剂,可治心虚所致的心悸、失眠等症。④莲子、芡实各三钱,淮山药五钱,雪耳二钱共煮汤,加入鸡蛋2只,砂糖少许,可治遗精。⑤莲肉、淮山药、粳米各四两,茯苓二两,共研细末,每次一两,加入白糖,用开水送下,可治脾胃虚弱所致的消化不良、腹泻。⑥莲肉、芡实各四钱,沙苑子、益智仁各三钱,生龙骨、牡蛎各六钱(先煎)水煎服,每日一剂,可治肾虚所致的小便频数、白浊、遗精等。⑦莲子(去心)三钱、淮山药四钱、石榴皮三钱,水煎服,每日一剂,可治脾虚久泄不止症。⑧莲子心、象牙丝、白芍、独脚金各等份,水煎服,可治小儿疳积症初起。(注:1钱=

3.72克）

　　感冒初期症状及大便秘结、疟疾、痔疮、疳积等症患者忌用
莲子。

李子——治病还美容

　　李子是蔷薇科的核果，李树是我国古老果树之一，早在公元前
1200年的《诗经》中就有记载"丘中有李，彼留之子"。据《花木录》
中说：北齐武帝皇妃姓李，特地把宫里的苏林园改名为"仙都"，并
栽植了许多"同心李"。

　　李子的故乡在中国，北京的红李、广东的三华李、黑龙江的牛
心李都很著名；人们说"桃李满天下"说的是桃与李遍布江南塞北，
处处皆有，可见李子树的适应性是很大的。

　　李子含有较多的铁质有润泽皮肤的功用，"立夏得含李，能令
颜色美"有一定的科学道理。

　　中医认为李子味苦、酸、性温，能主治骨节间劳热，宜患肝病的
人食用，晒干后食用，可去痼热、调中；李子核还可用于摔跌而引起
的筋折骨伤、骨痛淤血的患症，对妇女小腹肿胀也有疗效。此外，
将李子花制成沫洗脸，可去粉刺、黑斑。李子还可加工成具有咸、
酸、甜的风味凉果。福建出产的"无核嘉应子"是著名的中国特产，
风靡海内外。

杏子——身价不高可药用

杏树是一种美丽的观赏和食用植物,历代文人曾挥毫赞咏,如宋祁《玉楼春》中的佳句:"绿树烟外晓寒轻,红杏枝头春意闹。"南宋叶绍翁的"春色满园关不住,一枝红杏出墙来。"更把红杏描绘得芳菲奇丽。

杏树为落叶乔木,叶子呈宽卵形,花单性,白色或粉红色,果实圆形,成熟时呈黄红色。杏有较高的食用和药用价值,杏的果实味甜多汁,果肉中维生素 A 的含量丰富,还含有多种微量元素、维生素 C、儿茶酚及黄酮类物质。杏除生吃外,还可加工制成杏干、香脯、杏酱、杏汁,杏酒和罐头等,北京的杏脯,新疆的杏干都是我国著名的特产。

杏的药用价值颇高,杏仁中含丰富的苦杏仁甙,对人体具有各种直接或间接的抗癌作用。南太平洋岛国斐济是现今世界上唯一没有癌症的国家,科学家揭开了其秘密:这个国家的居民在饮食上有一个特殊的习惯,那就是他们人人爱吃杏。他们吃杏干就如同我们吃米面主食一样,斐济人不患癌症同以杏为主食密切相关。

杏的核仁称之为杏仁,是一味常用的中药。传说明代翰林辛士逊夜宿青城山道院,梦中遇见一皇姑,密授其方;汝且"吃杏仁 7枚,可致长生不老,耳聪目明。"此后,这位翰林便如方取食。长生不老是假,但身体轻健,脑力敏捷是真。

杏仁有苦杏仁和甜杏仁两种,药用一般多为苦杏仁。中医常将苦杏仁和其他中药搭配,用于治疗感冒咳嗽、气喘和老年慢性支气管炎以及老年或产妇大便秘结等症。甜杏仁也有滋润养肺,下气止嗽,治虚劳之咳、胸闷不畅等症。苦杏仁多吃易发生中毒,须遵医嘱服用。

栗子——营养丰富也治病

栗子分板栗、锥栗、茅栗三大类。以板栗为佳,皮薄果大,色泽金黄,味道香甜。据测,每百克板栗含蛋白质 4.8 克,脂肪 2 克,碳水化合物 44.8 克,还富含胡萝卜素、维生素、纤维素以及多种无机盐类。人体可吸收和利用的养分高达 98%。板栗吃法多样,除糖炒栗子外,果仁烧鸡、炖肉,不仅给菜肴增加鲜味,且果仁变得更加香甜可口;用板栗酿酒,风味独特;以栗子为原料可加工成栗干、栗粉、栗酱、糕点、糖果、罐头等食品。栗子羹更是老幼皆宜、营养丰富的小吃食品。

栗子的药用性能很广。中医认为栗性甘温,无毒,有健脾补肝、强身壮骨的效用。经常食用生栗子可治腰腿病。宋人苏辙有诗云:"老去自添腰腿病,与翁服栗归传方。来客为说晨兴晚,三咽徐收白玉浆。"这说的是栗子能治腰腿病痛。对此,古医籍中载道:"栗,肾之果也,肾病宜食之。"用栗子治腰腿病对老年人更为适宜,因为老年人多有高血压、冠心病之类老年病,服用人参、鹿茸一类大补胃气的药不合适,而吃栗子则比较适宜。服用方法简易,每天早、晚各吃四五个风干栗子即可见效。此外,栗子果壳和树皮有收敛作用,鲜叶外用可治皮肤炎症,花可治瘰疬和腹泻,根可治疝气。生栗揉烂如泥,敷于患处,可治跌打损伤,筋骨肿疼,且有止痛止血、吸出脓毒的作用。

核桃——滋补的佳品

核桃是很好的补品,它又名胡桃、羌桃。是世界著名四大干果(核桃、榛子、腰果、扁桃)之首。是冬令进补延年益寿的佳品补药,有"长寿果"之誉称。

核桃有哪些营养呢?据营养学家分析:核桃肉含有较多的脂肪、蛋白质、糖类、维生素 B_1、维生素 B_2、维生素 C、维生素 E 及磷、钙、铁、碘等多种矿物质,其中脂肪量高达 $60\% \sim 80\%$,为大豆的三倍多,花生的两倍。1 千克核桃相当于 5 千克鸡蛋或 9 千克鲜牛奶的营养量,每 200 克核桃仁可产生 1300 多千卡热能,比牛羊猪鸡鸭鱼等各种肉类所产生的热能大,身体虚弱者往往有迷信药物的习惯,其实不如多吃点核桃。我国民间素有"常吃核桃,返老还童"之说,国外也有称核桃为"大力士食物"之称。

核桃的保健功能是由于它含有大量以亚油酸为主的脂肪和叶红素,这两种物质对中老年人补肾、利肺、润肠、通便等均有良好的疗效。因此凡因肺虚引起的久咳、气喘、体虚引起的便秘、健忘、失眠以及肾虚引起的腰酸腿痛,妇女产后便秘及月经不调、来经腹痛等均有治疗作用,故我国中医认为核桃有温肺定喘、补肾固精、益肝健脑、强筋壮骨的功能。核桃中的磷质对脑神经的保健作用很有好处,常吃核桃对减少肠道胆固醇的吸收、动脉粥样硬化、高血压、冠心病以及抗衰老大有裨益。中老年人如坚持每天吃几个核桃可以起保健作用,可将核桃破壳、取仁、炒熟、捣碎与炒熟的黑芝麻拌在一起加入适量白糖,每晨空腹服用一些,也可用生核桃仁捣碎,加入少许黄酒、红糖蒸透服用。

最近国内一些医药学家还证明核桃能破坏人体有害的丙酮

酸,因此凡脑力劳动或体力劳动过度者,食用核桃可使人体恢复精力。

核桃人人可食,唯痰火积热,大便稀薄的老年人少吃为宜。

花生——老幼皆宜的保健品

花生是一种高蛋白食品,有植物肉之称,是素中之荤,其蛋白含量较高,0.5千克花生米中蛋白质含量相当于近1千克鸡蛋或6.5千克肥猪肉的蛋白质含量。其他如脂肪、维生素以及微量元素也丰富,特别是花生蛋白可消化性高,脂肪中亚油酸、落花生酸、硬脂酸、棕榈酸等组成的优质植物油,它所含的不饱和脂肪酸远较猪油等动物脂肪为多,尤其是冠心病、动脉硬化者的良好食品。

花生的叶、仁、皮、油均有其药用价值,花生仁甘辛无毒,有健脾和胃、润肺化痰、滋养调气之功,经常食用可治疗营养不良、脾胃失调、咳嗽痰喘、乳汁缺乏、慢性肾炎、失眠、失音等疾病。此外,对降压、止血、降低胆固醇也有好处,特别是对治疗血小板减少性紫癜,有着很好疗效。

下面简单介绍几种民间用花生治疗疾病的方法:

治哮喘 取花生仁、冰糖、霜桑叶各5克,同煮至烂熟,去桑叶食花生仁有效。

治脚气病 取花生仁90克、赤小豆60克、大蒜20克、大枣60克,共水煎,每日分2次服用。

治慢性肾炎 取花生仁120克、蚕豆250克、红糖适量,加水适量,文火煮至豆皮破裂食用,或用花生仁连皮与大豆等量煎汤代茶饭亦可。

消浮肿 凡营养性浮肿患者可用花生6克,鲫鱼1条,同炖烂,加适量黄酒食用,可愈。

治脚气病 取花生仁 90 克,赤小豆 60 克、大蒜 30 克、大枣 60 克,同水煎饮。

治胃痛、胃溃疡 晨起饮服花生油 2～3 匙,饮后再隔半小时吃早餐,连服一周。

治高血压 陈米醋泡花生仁,5 日后食用,每晨空腹吃 10 粒。

治久咳 取花生仁、大枣、蜂蜜各 50 克,水煎服,每日 2 次。

治高胆固醇、血管硬化 用干净花生壳研细,每次用水冲服 9 克,日服 1 次,或花生壳 120 克,水煎服,日服 1 剂。

花生的保存十分重要,但发霉花生切不可食用,以免由于黄曲霉素而导致诱发癌症,特别是肝癌、肾癌、胃癌、结肠癌等。

柚子——想不到的奇果

柚子是水果中的美品,在《吕氏春秋》中就称柚了为"果之美者"。

史学家考证在现今湖北洞庭湖一带,气候温暖,盛产柚子,因其品质上乘而久负盛名。后来随气候和地理环境的变化,逐渐迁移至浙江、福建、广东、广西、湖南等地。其中尤以广西的沙田柚、广东的金兰柚、桑麻柚为佼佼者,它果大肉厚味甜酸适中,柔软有光泽。浙江平阳的"少季柚",一年开花四次采果二次,核细味甜。台湾的"袖珍柚子",果实成串丛生,活像葡萄,可贮藏百天以上,人们称之为"奇果"。

柚子又名"文旦"、壶柑、臭橙、"抛",它营养丰富,富含维生素 B_1、维生素 B_2、维生素 C、铁、钙、磷、胡萝卜素、挥发油、葡萄粒甙、柚皮甙、新橙皮甙等。它味甘、辛,性平,能消食、治口臭、解酒毒、去肠胃恶气,其花、叶、核均可入药。柚叶,同葱白捣烂贴于太阳穴,可治头风痛;柚花与麻油一起蒸成香脂,可长发润燥;柚皮可下气、消食、化痰、散愤懑之气。

荸荠——药用价值高

　　荸荠,又名地栗、乌芋、马蹄等,为莎草种多年生沼泽地和水田中草本植物荸荠的球茎。它的主要产区在江南各省,尤以江、浙、两广为最。荸荠是我国特产的水生果品,肉质白嫩,醇甘清香,甘美爽口。含有淀粉、蛋白质、硫胺素、烟酸、抗坏血酸、胡萝卜素,以及维素 A、维生素 B_1、维生素 B_2、维生素 C 和铁、磷、钙等矿物质。近年来,从荸荠中发现一种不耐热的抗菌成分——荸荠芙。实验证明荸荠芙对金黄色葡萄球菌、大肠杆菌、绿脓杆菌等均有抑制作用。

　　荸荠可做水果吃,也可当菜烹调,有"果中之蔬"的美称。还可作药用。《本草从新》说荸荠:"甘寒而滑,消食收积,除胸中实热,治王中噎嗝(气噎、食噎、劳噎、忧噎、思噎、忧膈、气嗝、热嗝、寒隔),消渴黄疸。"《随息后饮食谱》亦说荸荠有"清热、消食、疗膈、杀疳、化铜、辟生、除黄、泄胀、治痢、调崩"等功效。荸荠性寒滑,味甘凉,既有消热生津之效,又有解热毒、消血热之功。祖国医药认为荸荠具有生津、止渴、消热、消食、开胃、润肺、化痰、益气、退翳、明目等功效。可治疗舌赤少津,温病口渴,咽干喉痛,大便燥结,消化不良,血痢下血,酒醉昏睡,误吞铜物等症。明代名医汪机,对荸荠能化铜推崇备至,他认为荸荠和铜钱食之则钱化,荸荠是消坚削积之物,因此有开五隔、消宿食之功效。

　　荸荠服食方法较多,煮食、榨汁、煎汤、浸酒、研末等均可。

荸荠治病方有:

1.五羹汤,由荸荠 30～60 克,适量海蜇组成,煮汤饮服,是治疗高血压、气管炎、痔疮出血的有效食疗名方,最近用于治疗胆囊炎、胆石症的辅助治疗。

2.用荸荠 500 克,红糖适量,加水煮 1 小时后,每日 1 次,可治痔疮。

3.咽喉肿痛可取荸荠榨汁服用。

4.用荸荠粉加糖,开水冲调频服,可治咽喉失音。

5.将荸荠榨汁,与梨汁、藕汁、芦苇汁,麦冬汁同用,可治热病消渴。

6.用荸荠苗(药名通天草)30～60 克,煎汤代茶,有消热利尿作用,可治肾炎水肿。

荸荠为性寒味凉,脾胃有寒湿者不宜多食,生食易感染姜片虫,以熟食为宜,这是在食荸荠时应注意的。

沙棘——药用食用效果好

近年来,以沙棘为原料而开发的沙棘果汁、果酒、果干、汽水、果酱、糖果等系列产品,在市场销售以后受到广大消费者的青睐,同时也得到了许多外商的关注。沙棘到底是一种什么果品呢?

沙棘,又名醋柳、酸刺、黑刺,是一种生长能力很强的落叶灌木。它的浆果近似球形或卵球形,色橙黄或橘红色。花期 3～4 月、果期 8～9 月。沙棘原系野生,在河流两岸冲积滩地、草原或河谷内,甚至在 2700 米的高山和黄土丘陵地区都能生长。它耐干旱瘠薄,耐水湿盐碱,根系发达、自带根瘤有固氮本领。我国沙棘资源十分丰富,晋、冀、川、陕、甘、新等省都有大片沙棘林,现已大面积人工栽培。

　　沙棘的果实味酸甜,可生食。在沙棘果干物质中,含糖量达54％,蛋白质10.3％,以及丰富的维生素、有机酸和钙、钾、镁、铁等无机盐类。据测定每百克浆果中含维生素C比中华猕猴桃高1倍左右,含维生素E120毫克,是其他果品望尘莫及的。难怪前苏联用沙棘制作宇航员高级食品。在23届奥运会上,我国也把沙棘饮料列为运动员的营养保健食品。

　　沙棘果实和沙棘油的药用功能十分广泛,《中医大辞典》载:"醋椰果实有活血散淤、化痰宽胸、补脾健胃、生津止渴、清热止泻之效。"据现代医学界研究和临床应用的资料报道,对皮肤灼伤、刀伤、冻伤、溃疡等具有良好的疗效。另外,它还能降低胆固醇,缓解心绞痛发作,有防治冠状动脉粥样硬化性心脏病和祛痰、止咳、平喘的作用。对各种角膜疾患症、胃和十二指肠溃疡病、鼻咽炎、上颌窦炎、食道癌和子宫颈糜烂也有疗效。

百合——药食皆佳

　　百合,别名蒜脑薯。《本草纲目》载:"其根如大蒜,其味如甘薯,故俗称蒜脑薯"。百合原产我国,这种宿根草本植物,主要以地下的球形鳞茎供食用。据《尔雅》描述"小者如蒜,大者如碗,数十片相累,状如白莲花"。品质好者色白肉厚,味道甘甜。我国百合产区甚多,其中以兰州百合、太湖百合、龙牙百合最为有名,被誉为"中国三大百合"。均因其个大、肉质肥厚、营养价值高、食之甘美爽口而闻名国际市场。

　　百合集多种营养成分于一身,富含淀粉、钙、磷、铁、少量维生素及水解秋水仙碱等生物碱。既为佳蔬又是良药。百合食用或荤炒、或糖渍、或汤羹、或蒸煮，做成"百合炒鸡片"、"百合锅蛋"、"凉百合汤"、"五色百合"、"百合玫瑰羹"等，味醇开胃，历来为宴席佳肴和年老体弱、孕妇及病初愈者的理想食品。

中医以百合入药，味甘性平，有温肺止咳、养阴清热、清心安神、利湿消积、促进血液循环等功效。尤其是对治疗热病后余热未消之神思恍惚、烦躁失眠、精神不安以及妇女更年期神经官能症、癔病等有特殊效果。其食疗方法简易，取生百合 150～200 克、蜂蜜 1～2 匙，拌和蒸熟，临睡前适量食之即可见效。

作为蔬果的百合，除了食用和入药外，其花还有观赏价值。百合花亦可供食用，趁其含苞待放的时候，及时采摘下来晾晒成干，外形颜色有些带红，几乎可与黄花菜乱真，做汤做菜、其色、香、味俱佳。

大枣——健身的佳品

大枣是营养佳品，也是健脾、补血、益气的药品，有着补虚、扶弱的强身作用。它味甘性平，颇受众人所喜爱。

我国中药学中有着许多记载，汉代的《神农本草经》中称大枣"安中养脾，助十二经，平胃气，通九窍，补少气及少津液，身中不足，和百药，久服轻身延年"。现代科学研究发现，大枣含有丰富糖类、有机酸、氨基酸、维生素 A、维生素 B_2、维生素 P 与含有钾、镁、钙、铁、锰、铅、磷等多种人体必需的矿物质，是一种很好的滋补佳品，大枣功同人参，有着增强肌力、抗疲劳作用，又有调节人体能量代谢增加心肌收缩力，扩张血管，改善心肌营养的功能。大枣还常被中医用于调和药性，使药物减少其副作用。

临床实验还证明大枣能增加血清总蛋白和白蛋白的含量，对急慢性肝炎、肝硬化患者有着降低血清、丙转氨酶的作用。还有着治疗过敏性紫癜的功效。近年来科学证明大枣还能抑制癌细胞增殖,具有较强的抗癌作用。

大枣经过加工煮熏而成的乌枣,其中蛋白质、脂肪、磷、钙、铁等营养成分的含量大大高于红枣,它的功效在于益气养血,补阳健胃。如浸之以酒,加热饮服,可补气安神养血,效果明显。

大枣收获于秋天,因含糖分量多、外皮薄、多皱纹,一到春天易变质霉烂,弃之可惜,有一种简便的保藏方法:将红枣放在铁锅中用文火微炒稍熟到枣皮微呈紫色止,这样可以去掉水分,保持质地不变,然后放入玻璃瓶中,久藏而不坏。

香榧——芳香的珍果

香榧是我国特有的经济树种,它树干魁伟,树冠如盖,四季常绿,细叶婆娑,它既是一种优良的绿化树种,又可年年收获佳果,硕果累累,几百年不衰。由于它具有特殊的香味,吃起来松脆可口,早已成为著名的干果,被列为朝廷贡品。宋代诗人苏辙誉它为"金盘实"的玉山果:"彼美玉山果、繁为金盘实"。香榧盛产浙江、江西、福建、安徽等省,以浙江的枫桥香榧、安徽的太平香榧、江西的玉山香榧最为著名。

香榧为紫杉科常绿乔木,它生长慢,但树龄长,人们把它同"公孙树"银杏同等看待,叫它"三代果"。香榧除含脂肪外,还含棕榈酸、硬脂酸、油酸、草酸、多糖、葡萄糖,它有着主治各种痔疮和寄生虫的作用,亦能助消化、益筋骨、使人聪耳明目、肌肤润泽、精力旺盛,十分为人们所青睐。

此外,由于香榧的木材纹理通直,硬度适中,不翘不裂,能耐水湿,常作为造船、建筑、枕木及家具的良材,尤其是榧子壳,还可用来榨油,是提取柠檬醛和芳樟酯的原料。

葵花子——营养不可小视

向日葵原产北美洲,我国栽培已有近400年的历史。葵花和葵花子,原是作为一种花卉和油料。除分早、晚熟品种外,花型、叶状、籽粒颜色、茎秆高低等也差异很大,约有20多个种类。现今不论城市和农村,它除继续用作榨油外,市场上还出现不少盐炒、五香、奶油和多味葵花子。

葵花子营养丰富,每100克中含蛋白质23克以上,脂肪51克,还富含多种维生素和无机盐类。葵花子油中的不饱含脂肪酸高达90％以上,比芝麻油、大豆油等植物油都高。它还含有0.4％的植物固醇、0.2％的磷脂,这几种物质对降低人体内血清胆固醇功效较好。加之葵花子油熔点很低,人体的消化吸收率高达98％。所以把它称为"高级营养油"或"健康油",是国际市场上的畅销货。

葵花子亦可供药用。葵花子所含的维生素中以维生素E最多,15克的葵花子含31毫克维生素E。维生素E对控制人体内产生有害的过氧化脂类,预防贫血、渗出性皮炎、增强肺部对大气污染物的抵抗力、增强肌肉持久能力、促进血液循环及各种器官的运动都具有重要作用。

因此,每天吃一把葵花子,对安定情绪、防止衰老、预防成年人疾病均有好外。中医认为,葵花子有驱虫、润肺等作用,花盘还能养肺、化痰、定喘。现代美国杂志强调葵花子能治失眠,能增强记忆力。但是,食用过量的葵花子,会造成胃肠积脂过多,引起肚子发胀、腹泻、甚至肥胖。冬季嗑食太多，会引起喉、舌痛和嘴唇皲裂。

榴莲——奇异的果实

我国明代航海家郑和率领船队下"西洋"时来到了马来群岛，由于士兵们又饥又渴，便坐在林中的大树下休息，突然一个如人头大小，长满瘤刺的圆球状的果实，坠落在士兵们身旁，士兵们就用刀将它劈开，准备食用，便闻到一股怪臭味扑鼻而来，但看到"果肉"却十分白嫩便吃了起来，只感愈吃味愈香甜，吃完后余香未尽，便捡了些回营。士兵们被这闻着臭、吃着甜的果实迷住了，便取名这种果实为"榴莲"，是"流连忘返"之意。这段故事是否属实难以考证，但榴莲是东南亚的名果，其味奇异却是真的。

榴莲果实十分奇异，它表面长满硬刺，宛如大刺猬，果肉嫩黄，带有洋葱似的辛辣味，并臭不可闻，吃起来却又香甜，这种怪气味的果实是其他水果所没有的，故又称之为"奇果"，在盛产榴莲的泰国，被封之为"水果之王"

榴莲除鲜食外，还可做清凉饮料，并可入药。

茶——人人皆宜治百病

茶是世界上三大饮料之一，它同咖啡、可可一样深受各国人民喜爱，特别是我国人民更喜欢喝茶，有一句俗语说："宁可一日无盐，不可一日无茶"。

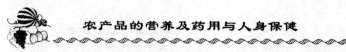

世界上的各种语言,如日文、蒙古语、波斯文、印度文、新希腊文、葡萄牙文、俄文中的"茶"字都读作"Chai",是中文"茶"字的译音。英文和法文的"茶"字读音,也近似我国的闽语、粤语的"茶"字。中国的名茶,在同世界各国人民友好往来中,曾起过卓越的作用,成为一种传播友谊的媒介。

茶对人类的贡献很大,单从茶的营养保健来说就有以下几方面:(1)明目清心。茶叶中含有脂溶性维生素,能使视网膜中杆状细胞的视紫红线再生,有维持视力正常的功能,并对防治白内障也有一定效果。(2)抗老防衰。茶叶中含有维生素 E 和多种氨基酸等化学成分,而维生素 E 有着抗不育与衰老作用,氨基酸有促进毛发生长、防贫血与早衰功效,并对高血压、中风、失眠等有抑制与治疗作用。(3)提神解暑。因茶中含有咖啡硷,它能兴奋中枢神经,达到振奋精神,增进思维,以及利尿、解烟酒毒,帮助消化,调节脂肪代谢等。此外茶叶中有钾,它是细胞内主要阳离子,暑天酷热,大量出汗,体内的钾随着汗液大量消失,喝茶可补充体内的钾,以维持平衡。(4)补血利尿。茶中含有丰富的铁和维生素 C,铁可以补血,维生素 C 可防治坏血病,增强抗感染能力;茶叶的利尿作用主要是由于茶叶中含咖啡硷与茶硷共同作用的结果。(5)防辐射,茶叶中的茶多酚与脂多糖均具有抗辐射的效应,它能使某些放射性元素不被吸收而排出体外。所以一些学者把茶叶称为"原子时代的高级饮料"。

此外,茶叶还能应急治疗中暑、菌痢、急性肠炎、胆绞痛等疾病,如急性肠炎可用浓茶一杯饮服,中毒(误服铅、银、锌、钴、铜等重金属或奎宁、洋地黄等)饮一杯浓茶可使茶叶中的鞣酸与毒物结合沉淀,延迟毒物的吸收,以利抢救。民间用茶叶治病、健身的事例很多,传说乾隆皇帝到湖南、福建等地品尝了"君山银针"、"大红袍"、"铁观音"等名茶后,又听了老百姓中有饮茶而长寿之例,晚年嗜茶如命,在他退位时一位老臣惋惜地说:"国不可一日无君",皇帝听了哈哈大笑,用手抚摸胸前白须说:"君不可一日无茶!"他做了 60 年皇帝,退位后就到设有饮茶亭的御花园中悠闲品茶,安度晚年,一直活到 88 岁高龄。

根据身体情况选择水果

水果是营养丰富的食品,它可以提供人体所必需的营养物质,调节与维持人体正常代谢活动。由于人们的健康状况、劳动性质、年岁差别以及某种疾病的不同,如何科学地选食水果值得注意。这里把适应某些常见病食用的水果开列出来,以供选择时参考:

胆固醇高:宜吃苹果。

糖尿病者:宜吃菠萝、杨梅、樱桃、梨。

肝炎患者:宜吃梨、香蕉、苹果、西瓜、柠檬、干果、大枣.

肾炎患者:宜吃果汁、果酱、红枣、黑皮西瓜。

肠道病者:宜吃石榴、苹果、红果、荔枝、橘饼,忌食生枣。

高血压者:宜吃柑橘、柚子、杏子、草莓。

冠心病者:宜吃柑橘、杏子、草莓。

哮喘病者:宜吃梨、荔枝。

百日咳者:宜吃罗汉果、橄榄。

咽喉病者:宜吃橄榄、雪梨。

口腔病者:宜吃西瓜,忌食橘子。

痔疮病者:宜吃无花果、香蕉。

尿床患者:宜吃红枣。

便秘患者:宜吃香蕉、苹果。

流感患者:宜吃葡萄、草莓、西瓜、木瓜、芒果。

胃溃疡者:宜吃青绿香蕉,以促进胃黏膜细胞生长,促使溃疡愈合,防止胃酸侵蚀胃壁,但黄熟的香蕉无以上功效。

锌缺乏症:表现为皮肤发炎、脆发,苹果汁具有很好疗效。

肺气咳喘:枇杷有降气化痰,清肺和胃功能。

肾钙结石:宜多吃柠檬,可降低尿的含钙量,防止结石形成。

病后虚弱产后血亏:宜吃龙眼;

积食、恶气:宜吃柚子。

贫血、低血压:宜吃梨、草莓。

灼伤、烫伤患者:宜吃柿子、柑橘。

此外,还可根据不同职业,选择不同的水果。

从事重体力劳动以及运动员,可多食含维生素 C 丰富的猕猴桃、柑橘、山楂、枣;

从事矿物开采的人员,接触阳光少,可多吃维生素 A、D 含量高的果品,如柿子、山楂等。

吃水果过多会患水果病

水果的营养价值人所共知,但不科学地食用却可能给人身健康造成危害。

首先,水果吃前应去皮,诸如苹果、西红柿,果农在栽培养植中,施洒农药,农药不可避免地会黏附、甚至残留于水果上,单纯用清水冲洗或热开水浸泡后食用,可能会引起不适,造成机体中毒,导致水果污染综合症的发生。

其次,水果不可过量食用,水果中含量最高的是维生素 C,适量的维生素 C 有利于身体健康,但过量却可造成机体中毒。据测定维生素 C 每日供给量超过 3 克,机体便会出现腹痛、肠泻、肠蠕动增强等中毒症状。因此不可贪吃水果。

另外,各种不同的水果,食用不当还会给健康带来不同的危害。

菠萝过敏　菠萝中含有一种叫菠萝蛋白酶的过敏物质,对这种物质过敏的人食用后会发生腹痛、恶心、呕吐和皮肤瘙痒潮红中毒症状,严重时会发生荨麻疹和过敏性休克。因此,吃菠萝一不可空腹,二不可大量暴食。最好是将菠萝切成片状,用盐水浸泡除去菠萝蛋白酶后再食用。

橘子病　橘子中含有大量的叶红素,吃得过多,易引起皮肤上的黄色素沉着,这在医学上叫"叶红素皮肤病"。叶红素皮肤病不但会破坏机体皮肤的屏障功能,还很容易与肝炎黄疸混淆,不利于肝炎疾病的防治。

荔枝病　新鲜的荔枝吃得过多,可引起外原性低血糖症,导致头晕、心慌、乏力、抽搐等病症的发生,对健康的危害很大。

柿子病　患有胃肠疾病者吃食柿子后,柿子中的"酸酚"会与胃酸结合,形成胃结石,另外,健康人空腹食用柿子,也会引起腹痛、恶心、反酸、腹泻等病症。

苹果病　苹果中含有一定量的可发酵糖成分,发酵糖是一种较强的腐蚀剂,大量食用或吃食后不漱口,会损害牙齿,导致龋齿的发生。

第三章　菜蔬佳肴

萝卜——通气又败火

萝卜是家喻户晓的蔬菜，俗语说："冬吃萝卜夏吃姜，不劳医生开药方"。此话颇有道理。

萝卜含有多种糖类、维生素、氨基酸与微量元素钙、磷、锰等营养成分，是冬春的蔬菜佳肴与保健治病的良药。

中医学认为萝卜具有降气、祛痰、行滞、止血的功效。李时珍《本草纲目》记载：萝卜可定喘、下气、治痰、消食、除胀、利大小便、止气痛等功用，中药名为"地骷髅"，可治腹部肿胀、胸嗝饱闷、痢疾、痞块等疾。

萝卜在古代民间有着不少逸事，宋代有位名医叶适，他一日三餐后必不忘吃个萝卜，自谓"吃萝卜甚如服玉"。果然，这位医生长期吃萝卜后，思路十分敏捷，著文、吟诗均异乎寻常的流畅、通达。当时有一位大官，晚上醉了酒，踉踉跄跄跑来找医生讨取解酒方，医生便给他煮了一锅"沉濚浆"要他喝下，这位大官喝后顿觉舒服地入睡了。一觉醒后问医生：昨晚解酒是什么好药方，医生笑着说："一斤萝卜，半盆汤。"

现代医学研究发现,萝卜的醇提取物对革兰氏阳性细菌有抗菌作用,对呼吸道炎症有很好的疗效。常吃萝卜可降低血脂、软化血管,稳定血压,预防冠心病、动脉硬化、胆石症。萝卜中含有一种能分解亚硝酸胺的致癌物,萝卜有粗纤维,能刺激肠蠕动,保持大便通畅。萝卜中还含有木质素,使人体的巨噬细胞活力提高数倍,从而提高人体免疫力。萝卜中大量维生素 C,能起保持细胞生长的作用。医学分析长寿健康者的饮食调养时发现,常吃萝卜是其中一个重要原因。

萝卜的制作方法很多,有炒、烧、溜、炖,洗涤切丝佐以糖、醋、麻酱等凉拌,更是别有风味,还可加工腌制成酱萝卜、咸萝卜、萝卜干等,为常用的小菜。

民间常用萝卜汁来治胃痛;白萝卜切片,烘热涂擦患处,治冻疮;白萝卜捣汁涂患处,治烫、烧伤等。

医学科学工作者经多年研究表明,常吃生萝卜有益于健康,且有预防癌症作用。萝卜提取物是一种干扰素诱生剂,在动物水平上与细胞水平上有显著的抗病毒感染活性,能激活自然杀伤细胞的活性,对动物恶性肿瘤有抑制作用。生萝卜汁有可能刺激上消化道细胞诱生干扰素,从而减少患上消化道癌症的机会。因此食管癌、胃癌高发区的居民多吃生萝卜,最好是空腹吃,细嚼,慢咽,有很好地预防作用。

大白菜——菜中之王

大白菜是我国人民主要的蔬菜,古代叫它为"菘"。据说是凌冬晚凋,有松柏特性,故此得名。诗人赞颂它可炒、可汤、受人欢迎:"拨雪挑来踏地菘,叶如蜜藕更肥浓,朱门肉食无风味,只作寻常菜把供。"

画家齐白石在一幅写意大白菜的图中题句道:"牡丹为花中之王,荔枝为百果之王,独不论白菜为蔬菜之王,何也?"可是"菜中之王"的美名便流传开了。

我国人民在冬日的餐桌上常少不了大白菜,有"冬日白菜美如笋"之说。

大白菜确实营养丰富,一杯热的大白菜汁,能提供几乎与一杯牛奶一样多的钙。大白菜还是铁质的来源,也是维生素 A 的补充。大白菜还含有人体有益的硅元素,在人体骨骼及结缔组织(腱、韧带、软骨)的生长中,硅起着很大作用,它有软化血管、预防衰老的功能。

中医认为大白菜微寒味甘、有养胃、生津、除烦、解渴、利尿、通便、化痰、止咳、清热、解毒之功效。

由于大白菜含水分量高(约 95%),而热量很低,故常是减肥者极好的食蔬。

卷心菜——巧用有奇妙

卷心菜又名包菜、水心菜,是人们较喜爱食用的一种蔬菜,它不仅含有较丰富的蛋白质、脂肪、碳炎化合物、粗纤维,还含有钙、磷、铁等无机盐,以及胡萝卜素、硫胺素、核黄素、烟酸、维生素 C、维生素 E 等,是人体补充营养素的良好副食品。

卷心菜还有着奇妙的防治疾病的功效,它可用来治疗头痛、失眠、减轻分娩痛苦,并用它来为伤口止血。一些科学家相继发现卷心菜还能增强人体免疫力和延缓衰老,帮助少年儿童增加身高。由于卷心菜的纤维素粗糙,人们还用来降低胆固醇,并作为糖尿病患者的辅助药物。科学家在卷心菜中发现一种酸类，它能有效地抑制糖与碳水化合物转变成脂肪，所以它又是防止肥胖和减肥健身的上乘良品。

据临床试验，新鲜的卷心菜汁液可治疗十二指肠和胃酸缺乏型胃炎。

值得注意的是，卷心菜中含有吲哚类物质，经动物试验证明，是一种有效的致癌物抑制剂，能降低致癌剂诱发乳腺癌的作用。据人群流行病学调查资料证明，大量食用卷心菜的人很少患肠癌。因此，在平时食用的蔬菜中，不妨多吃、常吃卷心菜。

蕹菜——可口又败火

蕹菜又叫空心菜，由于其茎蔓生，梗中心是空的，故叫"空心菜"。

蕹菜性喜温暖、湿润、耐炎热，主要分布于江南一带，遍布亚洲各国。其嫩梢供食用，它爽脆而滑，微香可口，且营养丰富，也可作药用。晋代植物学家嵇含所著的《南方草木状》一书中誉称蕹菜为"南方奇蔬"。蕹菜除旱地种植外，多在水田或池沼栽培，故又名为"水蕹菜"。它的茎和叶都很大，生命力很强，能耐涝、耐旱，粗生快长随摘随吃，品质柔软产量大，它虽是极普通的菜蔬，但常成席上佳肴。蕹菜有着消暑、散热、减轻便秘、促进消化的功效。魏武帝曹操在行军途中因误食野葛而中毒，后经食用蕹菜汤而消解，这也印证了药典中所说的蕹菜能解野葛之毒的话。

蕹菜富含脂肪、蛋白质、糖类、烟酸、无机盐、胡萝卜素以及维生素 B_1、维生素 B_2、维生素 C 等，它清热凉血、利尿、解毒，对胎毒、痈疮、疔肿、丹毒等有疗效。据《本草纲目》记载："蕹菜味甘，性平,能解胡蔓草,野葛之毒,煮熟服用,或捣碎服用,取其汁加酒服,能治难产等症"。

荠菜——灵丹妙药

每当春天,在山野的路旁,田埂边,河畔两侧,长满清香、柔嫩的荠菜,它是农家的好小菜,人们争相挖掘。

荠菜是一种野菜,也有人工培养的,只是野荠菜棵小,但香气亦浓。荠菜含有人体所需的多种营养成分,是一种气香味美,养分丰富,有益健康的佳蔬。

荠菜含维生素 B、维生素 C,胡萝卜素、酮酸、黄酮甙、蛋白质、脂肪、荠菜酸甲、胆碱、乙酰胆碱、干酪胺,以及柠檬酸、脂肪酸、钙盐、钾盐、钠盐等。民间常用荠菜煎汤治疗乳糜尿、肾炎水肿和肾结核血尿。有些人到了夏天常患一种"疰夏"症,如在春天多吃荠菜可以根治。所谓:"疰夏灵丹何处是,领君常伴荠花香。"荠菜还可治疗高血压、妇女子宫出血、血尿以及消化道溃疡出血等症。

中医认为荠菜味甘、性平、无毒,利五脏、利肝气、明眼目,对治疗青光眼,眼睛疼痛、白翳、视网模糊等有一定疗效。

荠菜的花可驱臭虫、避蚊蝇。国外科学家研究说明荠菜种子中含有香叶木甙,它能降低毛细血管脆性的功能,是良好的降压和止血药物。

黄花菜——健脑佳肴

　　黄花菜又名金针菜,是日常生活中的营养珍品,它与木耳、豆腐、豆芽被列为"四物汤",享有很高盛名。

　　黄花菜可去湿利水,除热通淋,止渴消烦,开胸宽隔,味甘而微凉,它被近代科学试验证明具有较好的健脑、抗衰老功能。日本一科学家列举了八种健脑副食品,把黄花菜列为首位,故它又名为"健脑菜"。神经过度疲劳者可大量食用,对智力衰退的老年人无疑也是一剂良药。

　　近代医学还证明黄花菜对降低动物血清胆固醇有着很好的作用,而胆固醇高是中老年人常见的病患。因此,不妨把黄花菜作为日常的蔬菜来食用,对防治动物血清胆固醇十分有益。

　　黄花菜由于其营养价值且清香味美,已逐渐成为宴席上多种佳肴的高级配菜,制成各种美味的菜汤与药膳,如金针海味汤、金针炖肉等。

　　然而,值得引起注意的是鲜黄花菜中含有一种叫水仙碱的物质,它会变成有毒的氧化二秋水仙碱,产生一系列严重刺激作用,并使人中毒。其症状表现为头昏、头痛、恶心、呕吐、咽喉发干,严重者还会出现腹痛、腹泻、血尿、血便等症状。成年人吃进 $0.1\sim0.2$ 毫克秋水仙碱就会引起中毒,而 $50\sim100$ 克的鲜黄花菜中就可达到这个含量。因此,吃鲜黄花菜前一定要用开水浸泡,经过二十分钟高温就可破坏其毒素。只要烧熟、煮透就不会有什么危险,平时食用的干黄花菜是经过加热处理了的,食用安全。

茭白——病菌造就的蔬菜

茭白是我国特产的蔬菜,盛产于江南水乡。茭白又名茭笋、茭瓜,富含丰富的蛋白质、脂肪、糖类矿物质,以磷的含量较多,也有少量的钙与铁,它有着止渴、利尿、开胃、解毒等功效,茭白与泥鳅、豆腐或猪蹄一同烧制有着催乳的作用。

茭白是禾本科多年生水生宿根草本,根际有白色葡萄茎,春季萌生新株,叶细长如剑,深绿葱郁。远在秦汉以前,茭草是作为谷物种植的,叫做菰,结的果呈狭圆柱形,名"菰米",煮成饭既香又脆,十分可口,是当时王公贵族的食用"六谷之一"的珍品。后来人们发现有些茭白因感染一种称之为黑穗菌的病菌而不能抽穗结子,但植株本身并无病象,茎部则不断膨胀起来,逐渐形成纺锤形的肉质茎。有人将这种肉质茎采摘下来当做蔬菜烹调食用,清脆化渣,味道甚好,于是人们便设法将这种病态的肉质茎繁殖起来,这种肉质茎不能开花抽穗结子了,由于植物可以不用种子无性繁殖,他们将采收茭白后留在老墩上的黄叶齐水面割去,让其萌发新株,然后挖出老墩,将其劈成几个小墩栽培,这样逐渐抛弃了种植粮食作物菰,改种蔬菜作物茭白。因此,可以说茭白是病菌造就的植物,它是中国人民独创的一种蔬菜。

丝瓜——清热凉血

"黄花褪束绿身长,百结丝色困晓霜。虚瘦得来成一捻,刚偎人百染脂香。"这首诗便是描写丝瓜老熟时的情形。

丝瓜又名丝罗、天罗、布瓜,是葫芦科一年生草本植物,它性喜高温潮湿气候,耐贫瘠土壤,外国各地都有栽培。每年初夏开花盛夏生长,是一种苍翠碧绿、香滑可口的家常菜。

丝瓜富含蛋白质、脂肪、碳水化合物、钙、磷、铁、胡萝卜素、维生素 B_1、维生素 B_2、烟酸、生物碱等营养成分。丝瓜所含的干扰素、诱生剂,能刺激机体产生干扰素,有抗病毒、防癌、抗癌作用,它还含有皂类物质,有着强心的功效。

中医认为丝瓜性寒,具有清热、解毒、凉血、止血,通经络、行血脉的作用,喉炎、扁桃体炎及咽喉疼痛,可将丝瓜切片捣烂取汁服用可愈,它还有着治便秘、口臭、牙龈出血的疗效。丝瓜同鸡、鸭、猪肉、鱼烹食可除热利肠。将老丝瓜烧成灰冲服,可去风化痰、凉血解毒、杀虫止血。

将丝瓜的叶揉搓贴癣疮处可愈,或焙干研细加蜜调搽敷可治汤火灼伤。

丝瓜络也是一味中药,有着利尿、化痰、止咳的功效。服丝瓜水(即丝瓜根部切断流出的汁液)可治慢性支气管炎、咳喘、肺痈、咯血。在日常生活中丝瓜络常被用作洗涤擦身,擦洗碗盏、器皿及做鞋垫等,既卫生又耐用。

黄瓜——清脆爽口还减肥

在炎热的暑天能吃上一两根黄瓜是多么清凉爽口!

黄瓜又名胡瓜、王瓜,一般在二月份下种,三月生茵牵藤,叶有刺毛,四月间开黄色小花,结瓜长可达一尺许,瓜皮青色,皮上有小刺,老则呈黄色。黄瓜富含蛋白质、钙、磷、铁、钾、胡萝卜素以及维生素 B、维生素 C 及维生素 E、烟酸等营养素。黄瓜中还含有精氨酸等必需的氨基酸，对肝脏病患者的复原很有益处。黄瓜中所含的丙醇二酸有抑制糖类物质在机体内转化为脂肪的作用，因而肥胖症、高脂血症、冠心病患者、高血压患者常吃黄瓜既可减肥、降血脂、降血压，又可使体形健美，身体康健。黄瓜中所含的钾盐十分丰富，具有加速血液新陈代谢，排泄体内多余盐分的作用，肾炎、膀胱炎患者多食黄瓜很有好处。特别是黄瓜顶部的苦味中富含葫芦素 C 的成分，具有抗癌作用，而这常为人们所忽视。中医认为黄瓜味苦，性凉寒，有着利尿、清热、解毒的功效，但不可多吃，不然会动寒热、损阴血、得虚肿，特别是慢性支气管炎、结肠炎、胃溃疡等，属虚寒者宜少食为妥。

　　黄瓜的根捣碎后敷患处可治狐刺毒肿；将黄瓜捣烂放入瓶内，封后挂在屋檐下，取瓶中的水擦伤处，可治烫火伤。取黄瓜（分多次）擦皮肤患处，可治日光皮炎。

苦瓜——败火又泄毒

　　苦瓜因其果实含有特殊的苦味而得名。它不仅是一种佳蔬，也是一味良药。古有"君子菜"之誉称。

　　苦瓜的苦味与其他的苦味不同，它令人吃后口爽不腻，并由苦转为甘醇的凉爽，特别是暑夏之际，人们不思饮食时可用苦瓜做菜佐食，起到开胃、祛暑、清心、消热的功效。

　　苦瓜维生素含量　苦瓜营养丰富，尤其是维生素 C 的含量尤高，它为冬瓜的 5 倍，菜瓜、丝瓜、甜瓜的 10 倍，黄瓜的 15 倍，南瓜的 20 倍，居瓜茄类蔬菜之首。李时珍在《本草纲目》中称：苦瓜的性味为"苦、寒、无毒"，具有"清邪热、解劳乏、清心明目、益气壮阳"

之功效。近些年来,苦瓜更是受到医学研究人员们的重视,认为人体内酸性体液增多,令消化系统出现热气(轻度的消化不良)现象,常吃苦瓜可对症下药,消除这种不适症,缓减酸性物质对身体的侵害。现代医学证明,苦瓜蛋白有效地激活人体内免疫系统的防御功能,增强免疫细胞的活性,抑制病毒细胞的增殖。此外,还从苦瓜中发现一种类似胰岛素的物质,通过食用苦瓜可以预防糖尿病,因为它有着明显地降低血糖的作用,而成为糖尿病患者的药膳物品。苦瓜中还含有金鸡纳霜(奎宁素),能抑制过度兴奋的体温中枢,达到解热作用,对治疗疟疾具有特效。苦瓜中还有明显生理活性蛋白质,它能提高人体免疫功能,抵御癌细胞。最近研究人员还发现苦瓜对抵御艾滋病也有一定作用。

苦瓜的食用方法 苦瓜含有苦瓜甙、苦味素,在食用苦瓜时先把它切开,用盐腌片刻然后炒食,可以减轻其苦味,同时风味犹存。苦瓜吃法很多,可煎、煸、烧、炒、拌,素吃或荤吃都鲜美可口,似苦犹甜,如把它做汤菜,诸如"苦瓜瘦肉汤"、"苦瓜干堡豆豉"、"苦瓜虾仁肉丝汤"等均也宜口。

近年来,有人将苦瓜烘焙后切碎制成苦瓜茶,茶汤色红亮明净,味道如绿茶一般甘醇,没有苦瓜原有的苦涩味,可媲美任何茶类,对那些夜间工作的人,烟酒过量者以及挥汗的体力劳动者,胃口欠佳的人,热饮苦瓜茶尤为适宜。

食用苦瓜要注意 由于苦瓜性寒、凉,因此对一些脾胃虚弱、身体素质差的人以少吃为宜,由于苦瓜中含有奎宁,孕妇应忌食,以免引起刺激子宫收缩而导致流产。

冬瓜——夏暑佳蔬

冬瓜是葫芦科一年蔓生草本植物,它每年春播夏收。为什么要叫冬瓜呢?原来是因为它经霜后皮上泛出一层白粉且瓜瓤和瓜子都是白色的,因此得名。

冬瓜又名白瓜、东瓜、枕瓜,由于它的根扎得较深,因此长得根繁叶茂,结的果实也是"瓜中巨头",大的达几十斤重。它果肉厚、白色、多汁、皮厚,外有蜡粉保护,储藏至冬而不坏。

冬瓜性喜温暖,适应土壤性强,我国南方各省普遍栽培,是夏季大众化的重要蔬菜品种。

冬瓜含有较多蛋白质及少量的钙、磷、铁等矿物质和多种维生素等营养素。它是唯一不含脂肪的瓜菜,并富含丙醇二酸成分,能抑制糖类物质转化为脂肪,又因有较强的利尿作用,减肥效果好,故有"减肥瓜"之称。冬瓜中所含的生物活性物质,能直接参与人体新陈代谢过程,对维持人体最佳健康状态起着重要的作用。

氨基酸是冬瓜生物活性物质之一,它富含鸟氨酸和 Y-氨基丁酸,天冬氨酸、谷氨酸、精氨酸的含量也较高,瓜子和果皮中的含量高于果肉,瓜子,瓜皮中天冬氨酸、谷氨酸、精氨酸含量分别是果肉的 15 倍和 18 倍。它们是人体解除游离氨毒害的不可缺少的氨基酸,并有利尿、祛湿、消肿的功效。有小便不利、肾脏病、浮肿病、肝硬化腹水等病患者可适量食用冬瓜。

冬瓜含维生素 C 较多且钾盐含量高,钠盐含量低,是一种高钾低钠的瓜类蔬菜。流行病学调查证明,血压与膳食中钾的摄入量正负相关。也就是说吃了高钾膳食有助于降低血压,还能保护血管,而摄入过多则会使高血压患者血压升高。

冬瓜味甘淡、性微寒，含有糖类、胡萝卜素、多种维生素和矿物质。在众多的营养元素中，尤以膳食纤维含量较高，每 100 克中含膳食纤维约 0.9 克。现代医学研究表明，膳食纤维含量高的食物对改善血糖效果好。血糖生成指数与食物中膳食纤维的含量正负相关，因此糖尿病患者可适量食用冬瓜。另，膳食纤维还能降低体内胆固醇、血脂、防止动脉粥样硬化，冬瓜中的膳食纤维还能刺激肠道蠕动，使肠道内废弃物尽快排泄出去，达到清肠的目的。

此外，冬瓜的籽、皮、叶、藤均可作药用。籽可祛痰镇咳，治阑尾脓肿；皮可利尿清热，叶可治肿毒、消渴；藤可煎汤、洗黑斑、疮疥、脱肛疾患。

莴苣——绿色精灵

莴苣又名莴笋也叫生菜。

据说清乾隆皇帝游江南时，曾传旨取莴苣的供御膳，消息传出因此身价百倍。

其实，莴苣早为人们所喜食，因为它茎肥如笋，嫩绿柔青，肉质细腻脆香可口，昔日广东一带群众每逢春节或庙会时，莴苣成为酒馆、饭店必备的菜蔬。

莴苣除烹调成各种佳肴外，更适宜于生食，用盐渍、凉拌更清新爽口。

莴苣含人体所需的各种营养成分，特别是它的叶要比茎更富营养。美食家还把它誉为"绿色精灵"。

中医认为莴苣味苦，性冷、微毒，可主治通经络，开胸膈、利五脏、有着利气、壮筋、强胃、去除口臭、明亮眼睛以及催乳、通小便、解虫毒等功能。

现代医学化学分析,莴苣含无机盐、维生素多,含糖量低,特别是烟酸含量丰富,是胰岛素激活剂,对糖尿病患者食用十分有益;对缺钙性贫血、老人、孕妇补充铁、钙、磷、锌等元素也甚好。莴苣中钾离子含量是钠盐含量的27倍,有利于人体内水盐的平衡,对高血压和心脏病患者,可降低血压与预防心律紊乱的作用,由于它还含有大量胡萝卜素,也有助于防癌与抗衰老。

葫芦——可食还可用

葫芦又名匏瓜,没有哪一种果实能像葫芦这样用途广泛的了。

它的果实在青嫩时是一种鲜美的蔬菜,味道清香可口,成熟时便显出它的多种功能了。它既可入药,还可作盛器、作玩具、作水瓢、作乐器等。

葫芦夏季成熟、秋末便枯,由于它味甘、性平、滑,《本草纲目》中记载,可主治消渴、恶疮、鼻口溃疡,还有着利水道,除烦热,治结石、润心肺的疗效,用其叶与子对牙齿肿痛,有解毒止痛的作用。

由于葫芦果皮成熟后十分坚硬,既轻便又能防潮造型也很别致,故受到人们普遍的喜爱。

用葫芦来盛药早为古人所青睐,"悬葫济世"的名言以及俗语"葫芦里卖的什么药"便是说明。唐代名医韦慈藏他"腰系葫芦数十,广施药饵疗人多效",人们尊他为"药王"。

古人外出远门捕鱼常腰系葫芦,利用它的浮力来渡江过河。传说很早以前,天降洪水,全村人几近灭绝,有一群人就是靠着葫芦在海上漂浮数日才免于淹死。

《周礼·春官》中记载,青乐大师弹奏歌曲"皆播以八音",八音就是"金、石、土、革、丝、木、匏、竹",其中的匏指的就是葫芦,直到今天许多少数民族地区人们仍用匏制的葫芦笙与葫芦丝来当乐器。

莲藕——食药皆优

藕是人们喜食的果菜,它肉质细腻、嫩脆、津甜,当水果生食可与生梨媲美,熟食则可制成多种可口的菜肴,还可加工成藕粉,蜜饯,是老幼妇弱及病患的良好补品。

藕性味甘寒,含有淀粉、蛋白质、天门冬素,维生素 C、过氧化酶等成分,除作果菜食用外,还有很高的药用价值。据《中药大辞典》载,生食鲜藕能清热除烦、解渴止呕,如将鲜藕压榨取汁,其清热生津,功效更甚。《湿病条辨》中防治疗急性热病和发热口渴等。其著名方剂五汁饮,其中就有鲜藕汁。饮用鲜藕汁可治疗流鼻血、吐血、疾中带血及产后出血等症,孕妇产后需忌食生冷,但可不忌藕。

藕还有健脾胃和止泻的功效,老年人体虚、口干、舌燥,缺乏食欲,可食用鲜藕粥十分有效。民间配方是鲜老藕 200 克、粳米 100 克、红糖少许,把藕洗净切成薄片,粳米淘净,将二者及红糖同放入锅内,加适量水,煮成粥,即可食用。

藕节是一味止血常用药,它含有鞣质、天门冬酰及维生素 C,有着很强的收敛作用。传说南宋高宗隐退后孝宗继位,因孝宗平时喜食湖蟹,且常暴食,罹患肠胃症,每日泻血多次,经御医治疗无效,于是高宗扮成长老深入民间,觅求神医良药。一天他来到某市,见民众抢购鲜藕,询问得知鲜藕节是治疗血症良药,便购之捣汁给孝宗,用热酒调服,果然灵验,不日孝宗病即愈。

胡萝卜——小人参

胡萝卜的营养价值已引起人们的日益重视,这主要是胡萝卜中的胡萝卜素是维生素 A 的主要来源,而维生素 A 可以防止细菌感染,以及具有保护表皮组织、保护呼吸道、消化道、泌尿系统筹上皮细胞组织的功能与作用;缺乏维生素 A 会发生结膜干燥病、夜盲症、白内障等,还会发生肌肉、内脏器官萎缩、生殖器退化等疾病。对一般成年人来说,每天需摄入维生素 A 2200 国际单位,才能维持正常的生命。

近几年来对胡萝卜的作用又有新的发现,它有着预防癌的作用,这主要是胡萝卜素在人体内能转化成维生素 A 的功劳。有过这样一件惊人的事,一位年已 60 岁的妇女患有肺癌,手术时发现癌症转移,只得将伤口缝合。病人回家后经常口渴,经人推荐每天饮胡萝卜汁 4~5 杯,一周后竟精神好转,食量增加,坚持饮用至来年后,便能下床散步,原医生预告她最多维持半年,半年后她不但没有死而且活得与正常人一样,足见胡萝卜对抑制癌细胞的作用。

其实胡萝卜全身都是宝,胡萝卜含有一种槲皮素,常吃可增加冠状动脉血流量,促进肾上腺素合成,有降压、消炎之功效。胡萝卜种子含油量达 13%,可驱蛔虫、治长久不愈的痢疾,胡萝卜缨子可防治水痘与急性黄疸肝炎,长期饮用胡萝卜汁可预防夜盲症、干眼病,使皮肤丰润、皱褶展平、斑点消除及头发健美。特别是对吸烟的人来说,每天吃点胡萝卜,更有预防肺癌的作用。

祖国医学认为,胡萝卜"下气补中,利胸膈,润肠胃,安五脏,令人健食,有益无损",有"金笋"、"小人参"的美称。胡萝卜还有两个特点:一是含糖量(8%)高于一般蔬菜,并有芳香甜味;二是含有的丰富胡萝卜素,耐热、酸、咸,烹调中不致破坏,容易被人体吸收。

但胡萝卜也不宜多吃、生吃,烹调时加些油脂或油类,使胡萝卜素溶解在油脂中才能被人体吸收。胡萝卜素成人每日补6毫克即可,如吃得太多有可能出现皮肤发黄,发生"胡萝卜素血症",只要停食胡萝卜或含胡萝卜素高的食物,很快就会消退。但在食用胡萝卜时不要放酸醋,因酸性物质对胡萝卜有破坏作用。

由于胡萝卜有着丰富的营养,人们纷纷用来作为保健食谱,较为常用的有:

胡萝卜粥 将胡萝卜(5根)洗净切丝,混同粳米(125克)加清水适量入锅用武火烧开后再转文火熬煮30分钟,煮成稀粥,供早、晚餐食用。可养肝明目,补脾健胃。

胡萝卜煮鸡蛋 胡萝卜100克,洗净切丝或切片,入锅用清水煮沸,再将鸡蛋2个去壳放入煮熟,加盐调味食用,吃蛋饮汤,日服1次,7天为一疗程,可用于角膜软化的食疗、养肝明目,宽中下气的作用。

胡萝卜煮羊肉(或狗肉) 胡萝卜250克洗净切片,羊肉500克洗净切片,并置锅上放植物油烧至五成熟,放生姜片、黄酒、酱油、精盐与少量清水,烧焖15分钟,盛入沙锅内,再加橘皮,用文火慢炖2小时左右,直至羊肉熟烂即成。可用于风湿性关节炎、虚寒型肠胃溃疡的食疗。

胡萝卜红枣汤 胡萝卜120克、红枣40克,洗净(浸泡2小时),共放入沙锅加清水煮1小时左右,至红枣熟烂即可,每日分早晚2次服用,可养阴益气、利气止咳,用于口干自汗、气阴不足等症。

胡萝卜肉酱 胡萝卜100克,瘦猪肉300克,豆腐干100克,海米10克。先将胡萝卜洗净切成小丁,用熟猪油炸透,再将猪肉、豆腐干分别洗净、切丁,海米泡透备用。将炒锅用武火加热,倒入熟猪油,放入肉丁,炒至色变浅时,放入葱末、姜末、黄豆酱、黄酒、味精、酱油,稍炒后加人胡萝卜、豆腐于、海米炒匀后离火。即可用于日常佐餐,久食可补益养生,明目润肤,对老年人气血不足更为有益。

西红柿——传奇的蔬菜

番茄又名西红柿,它营养丰富、鲜美可口。科学分析证明,番茄除含有大量蛋白质、维生素 C、钾、磷、钙、铁等外,还含有苹果酸、柠檬酸,番茄素等人体所必需的营养成分,它的维生素 C 含量高于苹果 22.5 倍,而且维生素 C 在酸性保护下比较稳定。

西红柿味甘酸、性平,有着解暑清热、解毒消炎、生津止渴、健胃消食、凉血平肝、利尿降压等功能与作用,既是水果又是良药,现代医学认为常吃西红柿对预防前列腺炎、癌症十分有益。

西红柿药用的发现是很有趣的,人们最先看到番茄时是不敢吃,认为它是毒果,18 世纪时,一位法国画家以冒生命危险的勇气吃了,不仅没有中毒,还觉得很好吃,从此番茄便成为人们常吃、爱吃的水果之一。番茄引进我国约有 300 余年的历史,而我国大量栽培和食用还是近五六十年的事。

番茄的科学吃法是以洗净生吃为佳,这是因为它的维生素 C 受热易被破坏之故。如炒菜配料,以急火快炒为好,炒的时间不宜过长,不要在锅中焖煮。此外用刀切时,也不宜切得太小,以免维生素 C 流失。如每天早晨与晚饭后分别吃点番茄,对高血压、眼底出血、消化不良、口腔炎、眼干燥症、夜盲症都有好处。一般地说每人每天能吃 100~200 克的鲜番茄就可保证人体所需的维生素及主要矿物质了。

吃番茄要注意的是:(1)忌吃未成熟的番茄,它含有大量有毒的番茄碱,吃后会出现头晕,恶心,呕吐与全身疲劳等症状,成熟的番茄可以安全食用;(2)忌空腹吃番茄,因番茄中有大量胶质、果质与柿胶酚,可溶性收剑剂等成分,这些东西与胃酸起着化学作用,结成不易溶解的块状物,阻塞胃的出口,使胃发生痉挛引起腹痛;(3)忌肠胃虚寒者吃番茄,因番茄性寒对肠胃虚弱的人不利。

茄子——紫色蔬菜

茄子是为数不多的紫色蔬菜之一,它又名落苏、昆仑瓜,是温带一年生草本茄科植物,它性喜温暖,原产印度、亚洲热带地区。中国是茄子第二起源地,至今也有一千多年历史。

茄子从果色上分有紫茄、白茄、黄茄、翠绿茄等,它营养丰富,富含维生素 B、维生素 C、蛋白质、脂肪、烟酸、生物碱、胡萝卜素、钙、磷、铁等,特别是茄子紫皮中富含维生素 E 与维生素 P,是其他蔬菜所没有的。

茄子中的维生素 E 能提高人体毛细血管抵抗力,防止出血,抗衰老。维生素 P 可改善微细血管脆性和通透性,使毛细血管保持了弹性和正常的生理功能。常食茄子对高血压、动脉硬化、眼底出血患者有良好保健作用。茄子中含有大量的钾,可调节血管、心脏功能,预防中风。

中医认为茄子味甘性寒,有清热、活血、散热、止痛、消肿、宽肠、促进消化等功能,对痛经、慢性胃炎、肾炎、内痔便血等也有辅助疗效。

茄子的根、茎、叶、花都可作药用,将根茎叶煮成汤,浸泡冻疮皲裂处很有疗效,将秋日干茄花烧研成灰,涂牙痛处可止痛,将茄子蒂烧成灰饮服可治血痔,茄蒂生切后可用以擦癜风。由于茄子的皮极富营养,在食用烹饪时不可去皮,以免造成营养流失。

平菇——席上珍品

　　平菇,学名北风菌,也叫侧耳,有几十个品种,比较出名的有美味侧耳、凤尾菇、鲍鱼菇、白平菇等,质量最好的要称鲍鱼菇了。根据我国的具体情况,北方主要用棉子壳栽培,南方则用稻草。其生物学效率一般都高达 100%,为食用菌之首。平菇属中温型食用菌,根据品种不同,出菇温度在 8℃～32℃ 之间,所以大量上市的时间为春秋两季。

　　平菇的营养价值很高,据测定含蛋白质 28%,是鸡蛋的 2 倍,高于鸡肉和牛肉,且含有 18 种氨基酸和多种金属离子。平菇不仅是餐桌上的美味佳肴,且具有一定的医疗效果。据试验平菇的热水提取物对小白鼠肿瘤的抑制率高达 70%。氨基酸中的牛磺酸是胆汁酸的成分,对脂类物质的消化吸收和溶解胆固醇有重要作用。平菇含糖蛋白 15%,据测定平菇糖蛋白与香云糖蛋白是同一物质。日本曾有试验证明,香云糖蛋白抗肉瘤的效果比丝裂霉素强 10 倍。另据解放军 252 医院用平菇对家兔实验性高胆固醇的抑制实验的报道,效果也不错无副作用。因此平菇不愧是一种老幼皆宜的保健食品。

　　平菇选购时以朵大肉厚为好。以凤尾菇为例,成熟时菇盖边缘稍向上卷。但完全上卷就说明老了,菇体发黄则是喷水过多所致。

　　烹调前先洗净掰成小块,既可用来炒菜,又可做汤,还可做冷盘。做冷盘时把洗净的平菇放进沸水中煮几分钟,捞出沥干水,拌上糖、醋等作料即成。

紫菜——富维生素 U 的食品

紫菜是鲜美的海藻类食品，营养丰富。其中所含的粗蛋白与大豆中的含量相等，且易被人体消化、吸收。此外，所含的维生素较高，氨基酸的含量不仅数量大、种类也多，如可丙氨酸、赖氨酸、谷氨酸、甘氨酸、白氨酸以及味甜的甘露醇。因此，紫菜味道也很鲜美。

其实，紫菜不仅是好食品，而且有着很高的药用价值，有助于许多疾病的辅助治疗。特别是紫菜含有维生素 U，它是卷心菜中含维生素 U 的 70 倍，对治疗胃溃疡很有效果。紫菜中的碘、钙、铁、锌、锰等矿物质含量甚多，特别是碘，它直接作用于甲状腺荷尔蒙激素，能起调节生理基础代谢与促进身心健康的作用，对减轻妇女更年期症状与男性阳痿有明显的疗效。

此外，紫菜对口干舌燥、口腔起泡，甚至溃疡等症也有很好疗效。也可用干紫菜 50～100 克洗净，按常规汤做成两碗，趁热连菜带汤吃下，每天 1～2 次，连服用 2～3 天即可见效。紫菜性寒，夏天多吃紫菜还可消暑。

下面介绍民间用紫菜疗疾的几种方法。

1. 取紫菜 15 克，洗净加水煮，用盐、油、味精等调味，与菜佐餐，经常食用，可治甲状腺肿大。

2. 取紫菜研末，用蜜水冲服，每服 6 克，日服三次，对排毒、润肺有疗效。

3. 紫菜做汤佐餐，每日服用，连食两月，可治淋巴结核。

4. 用紫菜与牡蛎、远志各 15 克，加水煎服，对慢性气管炎、咳嗽有疗效。

菠菜——维生素的宝库

菠菜是富含维生素与矿物质的黄绿蔬菜,是藜科中的高营养叶子蔬菜之一,被人们誉为"维生素宝库"。

菠菜又名菠棱菜、赤根菜、鹦鹉菜,由于它起源于波斯,又名为波斯菜。

菠菜中主要成分有蛋白质、碳水化合物、无机盐、维生素 B_1、维生素 B_2、维生素 C 以及胡萝卜素、烟酸、钙、磷、铁、铜、钾、锌等。

菠菜中的蛋白质热量的比例几乎与奶油干酪相同,而 500 克的菠菜所含的蛋白质相当于两个鸡蛋的蛋白质含量。菠菜的含钙量超过磷量的两倍,吃菠菜可弥补某些含磷量比含钙量多的食品的缺陷。菠菜中含有一种类胰岛素的物质,其作用与胰岛素很相似,能使血糖保持平稳。菠菜中还含有大量的抗氧化剂,具有抗衰老、促进细胞增殖、激活大脑功能,增强青春活力的作用。

中医认为菠菜性甘凉,食用菠菜可以通血脉、开胸膈,下气调中、止咳润燥,可以养血滋阴、通利肠胃、防治便秘,对老幼病弱者十分适宜。此外,菠菜对维持人们的正常视力、防止夜盲、预防口腔炎等也有着良好的作用。

值得注意的是,菠菜中含有大量的草酸盐,过多食用对身体不利,因为草酸盐会干扰钙与铁的利用,在一定环境下,尿道中可形成草酸盐的结石。因此吃菠菜时,应尽量多吃些碱性食物(如其他多种蔬菜、水果、海带等),以便使草酸盐溶解排出,防止结石的形成。

豆腐——营养之花

豆腐是日常生活中价廉物美、颇受大众欢迎的营养食品,特别是老人、儿童吃豆腐很易消化与吸收。

豆腐是由营养丰富的黄豆制成的,据分析每 100 克黄豆中有蛋白质 36.3 克、脂肪 18.4 克、糖类 25 克、钙 367 毫克,磷 571 毫克、铁 11 毫克。此外还有胡萝卜素、维生素 B_1、维生素 B_2 与烟酸。黄豆中蛋白质含量是精肉的 3 倍,鸡蛋的 2.5 倍,牛奶的 12 倍。由于黄豆外面有一层结实的细胞膜,影响着人体对其营养的消化与吸收,加工成豆腐后蛋白质消化率可提高 1/3,故被誉为"营养之花"。

豆腐在历史上曾受到万乘至尊的皇帝之青睐。元代郑允瑞写过《豆腐赞》,说:"种豆南山下,霜风老荚鲜。磨砻流玉乳,蒸煮给青泉。色比土酥净,香逾面髓坚。味之有余美,玉食勿与传"。因此,不能认为豆腐是粗食土味,村野之夫所食。

豆腐的营养价值已被世界各国所知晓,美国、日本、德国人对中国的豆腐很感兴趣。美国《经济展望》宣布"未来十年,最成功而又最有市场潜力的并不是汽车、电视机等电子产品,而是中国的豆腐"。日本《经济日报》报道了日本海产业株式会社与中国黑龙江省佳木斯市第一豆制品厂合作生产干豆腐的消息后,报社总经理吉田十田太的办公室内电话不断,宾客盈门。在德国许多人已习惯用豆腐烹制中国民族的虾仁豆腐,菜花豆腐汤、绍兴豆腐等菜肴,美国人求瘦心切的人日益增加,开始大吃特吃豆腐,并出现了不少制豆腐公司。

其实,豆腐的营养与药用早就为我国古代医学家们所揭示。

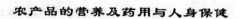

李时珍在《本草纲目》中,对豆腐的各种药用方法、功能及其性、味都有详尽说明,说它在治疗赤眼、胃胀、消化不良、大便干燥、自汗盗汗、糖尿病诸症方面都有良好疗效。《千金要方》、《千金翼方》两书为我国唐代被尊称为"药王"的孙思邈所著,内中记载了一些有关豆腐医病的偏方。《归田录》中也有"不取水土之,服此即安"的话。近些年来,营养学家、医学家们还证实豆腐也是当前世界上解酒毒的良药。此外,如有人误喝了卤水,如即服用豆浆,便在胃中混合产生化学变化而成豆腐。

吃豆腐也有禁忌,不直吃得太多,据一些营养与卫生专家分析,豆腐中含有大量钙质,食用过量很可能在体内产生沉淀导致结石。据说过去和尚火化后遗留的"舍利子",就是钙质积存过多的现象,而和尚是消耗豆腐最多的人。此外,十分重要的是,忌将豆腐与菠菜同煮,这是由于两者之间会发生化学反应,豆腐是在豆浆中加入盐卤或石膏做成的,盐卤中含有氯化镁、石膏中也有硫酸钙,而菠菜中含有很多草酸,草酸对人体没有好处,而且它能与氯化镁、硫酸钙发生化学反应,生成不溶于水的草酸镁或草酸钙等白色沉淀,因钙质是人体很需要的养料,一旦变成不溶于水的沉淀后,人体就不能吸收了。也有一种较好的处理方法,先把菠菜放在开水中煮3分钟后捞出,使菠菜中的草酸大量溶在汤内,倒掉这些汤,把捞出的菠菜与豆腐同煮,就不会有副作用了。因此菠菜不论单独炒、煮或与其他食物同煮,都要先在开水中捞一次,倒掉汤,这样菠菜就更含营养了,因菠菜经开水煮片刻后,仍能保持它所含的胡萝卜素。

银耳——具有保健功能

　　银耳又名白木耳,它不仅是一种含有多种营养物质的珍贵滋补品,而且是一种能治多种疾病的良药。据中医学记载:银耳性平,味甘,淡薄,无毒,有着滋阴润肺、益气和中、清热生津、健脑强心、强精补肾的功能。认为其"有麦冬之润而无其寒,有玉竹之甘而无其腻,为滋养补肺之良品"。有人调查了 100 例 90 岁以上的长寿老人,发现服用过白木耳的占 45.5%,这些老人中内科疾病发生率很低,其听力、肌体免疫能力也较没有服用白木耳的老人为好。银耳有着食疗保健的功能。

　　可治高血压、血管硬化、眼底出血　用银耳 3 克,清水浸泡一夜,置饭锅上蒸 1～2 小时,加入适量冰糖,于临睡前服用。

　　可治肺热咳嗽、咯血　将银耳研为细末,每次服用 5～10 克,每日服 2～3 次,温开水送服。

　　治胃出血　将银耳用清水浸一夜,煮烂后加白糖,温服,每次服 5～10 克,分 2～3 次服用。

　　治妇女月经不调、血崩　银耳 5～10 克,隔汤炖或饭锅上蒸,待膨胀烂熟后,加冰糖内服,每日分 2～3 次服用。

　　治急性菌痢　银耳 10 克,煮熟后加冰糖每日一剂,分数次口服。

　　治大便出血、痔疮出血　银耳研为细末,每次服用 5～10 克,每日服 2～3 次,温开水送服,或用银耳适量,水炖服。

　　治跌打损伤　银耳研为细末,每服 30 克,用麻油两匙和好酒调服,每日服 2 次。

　　治干咳少痰、痰中带血、口渴　银耳 12 克,百合、北沙参各 15

克,冰糖适量,水煎或放于碗内,隔水蒸服。

银耳作为一般滋补品服用时,可每日服 5～10 克,煎汤或炖服,每日 2～3 次,服汤后其汁可单食或配菜中食用。

银耳虽然能治很多疾病,有着很好的保健作用,但对风寒犯肺和湿热酿痰引起的咳嗽患者则不宜服用。

海带——食疗有新说

海带是生长在海水中的褐藻类低等自养植物。早在晋代,我国就已有用海带一类海藻治疗"瘿"病(甲状腺肿)的记载。

海带成分较复杂,每百克海带中,含蛋白质 8.2 克,碳水化合物 56.2 克,钙高达 1177 毫克,铁 150 毫克,碘 240 微克,胡萝卜素 0.57 毫克,维生素 B_1 0.09 毫克、维生素 B_2 0.36 毫克,烟酸 1.6 微克,海带几乎不含脂肪而含大量纤维素、褐藻胶物质以及多种微量元素。所有这些都是使海带成为食疗佳蔬的内在因素。

据药理研究表明,海带中的褐藻胶,有预防白血病和骨痛病的效用。对动脉出血有止血作用,褐藻氨酸具有降血压功用。海带淀粉硫酸酯为多糖类物质,具有降血脂功能。海带中较丰富的甘露酸,对治疗急性肾功能衰竭、脑水肿、脑肿胀、乙型脑炎、急性青光眼等皆有效益。近年来又发现海带热水提取物对艾氏腹水瘤和移植性内瘤有效;并对乳腺癌、心血管病、慢性支气管炎、结核病和病毒流感等有一定的抑制或防治作用。

海带在日本被誉为"长寿菜",海带热方兴未艾。据估计,日本人食用海带的量每人每天平均为 4～7 克,有的甚至高达食物的25％。有的人几乎每天都吃,除了当做菜肴外,甚至掺入水面中做成海带糕、海带面包、海带面条。日本市场上出售的海带食品花样繁多,诸如调味海带、海带松、海带酱、海带糖、粉末海带,乃至甜饼、果冻、蜜饯、色拉中都掺入海带。日本人深信,日本国民在体质和寿命方面的长足进步,其中也有海带的一份功劳。日本专家总结海带的食疗效用有:降低血压、预防便秘、防治甲状腺肿、维持体内钾、钠平衡,有益减肥、强骨、补血等。

海带价廉物美,既可补充蔬菜的不足,又可调剂口味,是难得的食疗佳品。

芦笋——迷你食品

芦笋又名龙须菜,系一种名贵蔬菜,是人们食用佳品。

芦笋肉质洁白、细嫩,食味香郁,并含有丰富的蛋白质、维生素、碳水化合物及多种矿物质,特别是天门冬酰胺、天门冬氨酸、叶酸、核酸,具有很高的营养价值,被誉为"世界十大名菜"之一。同香菇、鸽子、对虾等被列入"迷你食品",堪称人们的理想食物。

芦笋迷人之处在于其药用价值,据科学家研究,芦笋含有丰富的组织蛋白,它能抑制细胞的异常生长,防止癌细胞扩散,加之其含叶酸、核酸强壮作用,对淋巴肉芽肿、膀胱、皮肤、直肠及乳腺等癌症有较好疗效。除此之外,它对高血压、冠心病、心动过速等老年病症也都有一定的疗效。

芦笋可生食、凉拌,也可做醋熘,烹炒食用,如用于治疗癌症,则应食用采集一周内的新鲜芦笋,否则效果便差,通常以每天早、晚各食用一次芦笋浓汤,每次约4大汤匙,直至服到治愈不间断,否则会影响疗效。据报载:美国匹兹堡一位患淋巴腺癌的病人,在其他治疗无望的情况下食用芦笋治疗一年,竟神奇般地恢复了健康;另有一名肺癌患者,病情已严重到无法手术切除的程度,接受芦笋治疗五个月而愈。

魔芋——防疾的屏障

魔芋是一种根茎植物,在我国南方农村作为普通蔬菜食用。近些年来科学研究证明,魔芋有着降脂、减肥、防癌、开胃的药用作用,不可忽视。

据介绍,魔芋含有葡甘聚糖的成分,它不易被消化液所水解,也不易被消化吸收。食用时它虽进入胃肠,但产生热量很低,因而可以起到减肥、健美的作用。葡甘聚糖还有着抑制胆固醇被人体吸收的作用,对降低高血压、减少心血管病发作,也有一定疗效。尤其令人感兴趣的是,它所含的凝胶在肠道中可以形成多种不同孔径的半透膜附着在肠道黏膜上,这便形成一个防卫屏障,阻挡多种有毒物质和致癌物质的侵入,起到防癌和防肠道病的作用。

魔芋的防病保健作用,已引起人们的普遍重视,并列入国家重要科研项目,其生产与出口也与日俱增,许多地区在采取人工栽培扩大生产,满足人们需要,并出口海外。

黑木耳——素中之荤

黑木耳亦称木耳、云耳,属菌藻类植物。据测定:每100克干木耳中含蛋白质 0.6 克,脂肪 2 克,碳水化合物 65 克,钙 357 毫克,磷 201 毫克,铁 185 毫克。此外还含有丰富的其他营养物质,被誉为"素中之荤"。

黑木耳除有丰富的营养物质外,还具有较高的药用价值。黑木耳有活血镇痛、强身止血等功效,还可治疗手足抽筋、麻木及痢疾、寒湿性腰痛等症。经动物试验和人体观察表明,黑木耳对降低血脂,抑制动脉粥样硬化和抗血栓的形成及拟制血小板聚集方面均有明显的作用。

　　黑木耳是纺织工人的理想保健食品,纺织工人由于长期接触纤维织物,难免会吸入、食入纤维织物,纤维织物聚积在支气管内及肺部,会引起通气阻滞、干咳、胸闷、气紧等症状,严重的还会引起肺气肿,常食用黑木耳可增强肺功能,起到润肺的作用。黑木耳中有黏附作用的胶状物质,会把食入胃里的纤维黏附住,随大便排出体外。黑木耳中所含的酶和生物碱,能对黏附在盲肠黏膜上的纤维类物质起催化剂的作用,把这些外来异物溶化或分离及时排出体外。

大蒜——身价倍增

　　大蒜是调味佳品,也是天然的药剂,这在我国古代医药学中早有记载。李时珍在《本草纲目》中说:"大蒜除风邪,杀毒气,除风湿,疗疮癣,健脾胃,治肾气,止霍乱,解瘟疫"。在国外对大蒜的功能也早有发现。在公元前 1500 年埃及的古药典中也记载有 22 种利用大蒜治病的药方。据说在当时陪葬的陶器、木器上常雕刻着大蒜图案,古埃及金字塔内有以象形文字记载着付给从事建造金字塔的奴隶的蒜头金额。

　　大蒜用途之广是其他调味品无可比拟的。就以烹调中的作用来说也不可小看,譬如说:在烧鱼中去腥增鲜滋味更佳,就得借助于大蒜;烧炒茄子、苋菜等蔬菜时,要使它散发出香味,也得借助于大蒜;要制作拌白肉、拌茄子、拌黄瓜、拌凉粉等非有蒜泥、蒜汁则难成佳肴;饺子的可口作料,便是糖蒜、醋蒜,更以蒜当先;大蒜是天然的药剂,经科学实验,大蒜可使胆固醇降低,可以抑制血液在体内的自发性凝固,它有良好的杀菌能力,可以使患糖尿病的动物血糖下降,增强体内胰岛素的能力,它能治愈阿米巴痢疾,其药效与治阿米巴痢疾的主要药物灭滴灵相同。大蒜对许多细菌(诸如伤寒菌、葡萄球菌、链球菌等)都有强烈的杀灭作用。如把一小瓣大蒜放在口中细嚼,可以杀死口腔中全部细菌,把大蒜压碎放在一滴含有很多细菌的生水里,一分钟内细菌全部死亡。大蒜除有着消炎,杀菌,降血脂、血压、血糖等作用外,还能补脑。这是因为大脑活动所需的能量由葡萄糖提供,但如果只有葡萄糖而缺少维生素 B,葡萄糖就无法变为脑的能量,大蒜本身含维生素 B 虽不多,但它能增强维生素 B 的作用,平时多吃大蒜可促进葡萄糖变成大脑能量,使大脑更为活跃,因此不仅大人即使儿童适当地吃点大蒜也很有好处。

大蒜主要成分是蒜素,它是一种有强烈抗菌力的物质。此外,大蒜还含有蛋白、脂肪、糖类、钙、磷、铁以及维生素 C、维生素 B 与胡萝卜素,更重要的它还含有锗,正是这种物质具有抗癌作用。大蒜中所含的锗为 754PPm,比任何合锗植物都高。一些医学卫生学家研究证明,通常情况下每人一天吃 10 克(约四瓣)鲜蒜,就可以阻断亚硝胺在体内合成,起到防癌作用。

大蒜有科学吃法:(1)大蒜宜生吃。这是因为它受热后,大部分蒜素就会发酵或分解,大大降低了它的杀菌效力。如果有些人嫌生吃口内会产生异味,可以在嘴里含点茶叶,咀嚼一会儿气味也便消失。(2)大蒜虽有很多作用与益处,但是有些疾病,如腹泻时可暂不食大蒜,这是因为由于受凉或误用沾有疾菌体的不洁食物后,可引起肠内局部黏膜组织炎性浸润。肠壁血管的通透性变异,肠腺体分泌亢进,酿成蛋白质、水盐代谢紊乱,使大量液体渗入肠腔,这些异物等成分可刺激肠壁而产生腹泻,此时整个肠腔均处于"过饱和"的紧张状态中,再进食大蒜这一辛辣物便会激惹肠壁,促成血管进一步充血水肿,使更多组织应涌入肠内加速腹泻。

生姜——能治多种病

　　生姜是一种含有特殊香气与辛辣味的一年生草本栽培植物。它根茎肥大,叶披针形,性喜温暖、湿润,花披橙黄色,唇瓣紫色,镶有白点,十分艳丽。

　　生姜原产印度,公元13世纪阿拉伯人从印度将它带入东非。16世纪,葡萄牙人又把它传到了西非。我国种姜历史也很悠久,《论语》中有"不撤姜食"的论述,说明在2000年前的我国春秋时代,姜就成了普通的蔬菜供人食用了,而其栽培时间应该还要早些。

　　生姜是人们家喻户晓的调料,但作为药用则更为人所重视。生姜中的辛辣成分为一种芳香性挥发油脂中的"姜油酮",其主要成分为姜油萜、樟脑萜、姜酚、水茴香萜、桉叶油精等。它有着兴奋、发汗、止呕、解毒等功效,适用于外感风寒、头痛、多痰、咳嗽、胃寒、呕吐。在寒气入侵后,服用姜汤可增进行血、驱寒、散邪的疗效。

　　关于生姜疗疾的故事历史上流传很多。相传在楚汉相争时,刘邦忽患疫疾,久治不愈,后来用"生姜萝卜汤"竟治好了他的病。在著名的《医学衷中参西录》一书中,还记载着生姜治疗红眼病的疗法。

　　自古以来生姜还被认为是一种解毒药物,人们在吃鱼、蟹时喜用生姜,便是祛寒、解毒的含义。据记载,曾有四例天南星中毒的病人,用了生姜汁含漱、口服和鼻饲后,全都急救成功。

苏轼在《东坡杂记》中写道:钱塘净慈寺的一位和尚年已80多岁,颜面色泽如童子,问其原因,"自言服生姜40年,故不老云"。李时珍还说生姜"可蔬、可和、可果、可药,其利博矣。"

国外也很注意研究生姜的药疗价值,认为它可防止血凝、防晕厥,可治胆囊炎、胆结石,其效果良好。德国科学家则宣布:"生姜汁液在一定程度上可抑制癌细胞的生长和扩散"。因此,国外许多国家都把种植生姜视为重要的农作物。

辣椒——世界性的菜蔬

据史书记载,辣椒原产南美洲,由印第安人首先栽培,清初始传入我国。虽仅300多年历史,但经劳动人民精心培育,品种之多已居世界首位,如柿子椒个大肉厚,香甜微辣,以炒食配菜最佳;灯笼椒又脆又甜,儿童常当水果吃;牛角椒与羊角椒,形如牛羊的角,个头细小,辣味浓,是一种很好的调味品;还有一种叫佛手椒,一枝丛生五六个,尖朝上生长,成熟时绿红映衬十分美观,好像"神仙"的手掌,故而得名,这种辣椒不仅可以吃,而且可供观赏。

辣椒营养丰富,除含有蛋白质、维生素、钙、磷、铁等矿物元素外,还富含辣椒素、辣椒红素、辣椒碱、二氢辣椒碱等刺激性物质。特别是维生素C的含量最多,堪称"蔬菜之冠",每百克中含52.5毫克,比西红柿多9倍,比大白菜多3倍。中医认为,辣椒性味辛、热,有温中、散寒、健胃、祛风、引血、解郁、导滞、开胃等功效。由于辣椒刺激心脏跳动,加快血液循环、致人发热。因而吃辣椒可以抵御寒冷,防治因着凉受潮引起的风湿性关节炎,慢性腰腿痛。由于辣椒素能刺激唾液及胃液分泌,促使胃肠蠕动加快,所以可以增进食欲,帮助消化。辣椒有发汗作用,感冒以后喝碗姜辣汤,出一身汗,可治感冒。辣椒能扩张血管,引血散淤,因而用白酒或酒精浸红尖椒,外擦患处,可以治疗冻疮;若用水煎剂浸泡,不但可以治疗冻疮,还可治癣。研末油调外涂,可以治疗腮腺炎、蜂窝组织炎、多发性疖肿、外伤淤肿。辣椒酒拔火罐,能治疗风湿性关节炎。另外,美国专家近年来还发现,凡是爱吃辣椒的人,都少患气管炎。因而,气管炎患者如吸烟者常吃辣椒会有裨益。

但是,辣椒也不能吃得太多,因为辣椒刺激性较强,容易引起口干、嗓子痛、咳嗽、肛门刺痛、大便干燥等弊病,故应适当节制。患有口腔炎、咽喉炎、胃溃疡、便秘、肺结核、高血压、结膜炎、疖肿、发高烧、痔核、肛瘘、肛裂的病人,不宜食用辣椒。

韭菜——佳蔬、良药

韭菜,是我国特有的一种蔬菜,自古以来,受到人们的青睐,民间有"种块韭菜,祛病消灾"之说。《诗经·幽风七月》中有说:"四之日其早,献羔祭韭",将羊羔与韭菜同作为祭品。杜甫诗中有"夜雨剪春韭,新炊间黄粱",陆游诗中也有"鸡跖宜孤白,豚肩杂韭黄",剪韭菜炊饼以待客人,烧猪肉加韭黄作食,足见古人是十分喜爱吃韭菜的。

韭菜又名丰本、草钟乳、起阳草、长生韭、壮阳草。中医认为韭菜气味辛、温,生性涩、熟甘酸,甘而补中,益肝、散滞、导淤。李时珍说:"韭叶热根温功用相同,生则辛而散血,熟则甘而补中,入足厥阴经,乃肝之菜也。"韭菜中含有丰富营养,据现代科学测定,韭菜中含有蛋白质、脂肪、糖、粗纤维、胡萝卜素、核黄素、硫胺素、烟酸、抗坏血酸和钙、铁、磷等多种营养素,尤其是维生素 E 含量尤为丰富，是很好的健身防病的蔬菜之一。它有为肠道消毒灭菌的功能，叶、根、子均可作药用。韭菜子为激性剂，有壮阴固精、补肝肾、治带、暖腰膝的功效，适用于阳痿、早泄遗精、多尿等症，还可用来治疗鼻出血、噎嗝反胃、阳虚自汗、小儿遗尿、急性肠胃炎等症，对动脉硬化、便秘、营养不良等也有一定防治作用。最新研究还发现，韭菜子与韭黄有较好的抗癌功能。尤其神奇的是如误吞金属物或鱼刺卡在嗓子里，可用整韭菜不切断，放开水烫一两下搓成圆形吞食，金属物或鱼刺便会随韭菜的粗纤维从大便中排出体外，能收到意想不到的疗效。

《医林纂要》中说："大补命火，去淤血、续筋骨、逐陈寒、疗损伤，加酒服之，回阳救急。"打扑伤损，汁澄之和童便饮之，跌打损伤者宜饮韭汁或粥，均取其归心、安五脏、消淤之功。

这里介绍几种韭菜治病的方法，以供参考。

鼻出血　捣韭菜汁一杯，夏季冷服，冬季温服，可愈。

噎嗝反胃　将韭菜洗净捣汁，每次一汤匙，加入半杯牛奶里，煎沸后温服，缓缓咽下，一日数次。

小儿遗尿　用韭菜子9克研末和面做饼两次食用。

吐血、咳血　用韭菜根90克捣汁冲服。

阴虚自汗　用韭菜根60克水煎服用。

跌打损伤　用韭根、茅根、血竭、血余各等分，童便、酒煎服，治跌打血从口出。用韭菜30克，童便一碗，酒一碗，煮沸后服，治闪折扭伤腰痛或跌打肿痛。用鲜韭菜根100克，捣烂如泥，取汁250毫升，再将汁与明矾（9克）合煎，煮沸一次服用，可治金创出血。

风湿性关节炎　韭菜根七条，螺壳七个，茵陈15克，水煎加烧酒少许服用，一日一剂，服后盖被取汗可治。

吐血、咯血、呕血、衄血等血症　取韭菜十斤（捣汁），生地黄五斤（切碎，浸韭菜汁内），烈日下晒干，以生地黄黑烂，韭菜汁干为度，人白内，捣烂，制成丸，每早晚各服两丸，用白萝卜汤化下，可治各种血症。

食用韭菜时要取鲜嫩，凡胃虚有热、消化不良者则不宜多食用。

芹菜——降血压的佳蔬

芹菜是人们常食的蔬菜之一，它又分水芹、旱芹，为伞形科植物。家庭菜谱中的芹菜炒肉丝、炒牛羊肉片、炒豆干等均为席中佳肴，别有风味。乡间做豆酱、麦酱佐以芹菜者，其味更加香美。杜甫赞美芹菜："香芽之羹，皆美芹之功"。孟子则说："置芹于酒酱中香美"。可见，芹菜作为美味的作料，早已为人们所熟悉与使用了。

芹菜中含有蛋白质、碳水化合物与较多的钙、磷、铁、维生素A、维生素C、维生素P以及烟酸，且有甘露醇、元荽甙挥发油、环己六醇，不仅有较高的营养价值，且有健神醒脑、润肺止咳、除热祛风、甘凉清胃、降低血压、软化血管、明目利齿等功能，

《本草纲目》中记载，芹菜"主治：女子赤带、止血、保养血脉。"《食疗本草》中则说芹菜"饮汁，去小儿暴热、大人酒后热、鼻塞身热，去头中风热"。

芹菜对治疗高血压患者有着较好的疗效，用鲜芹菜洗净煎汁，加白糖冲服，连服数月，对反复发作的高血压患者有效。用芹菜做药枕，长期使用亦有降血压的作用，使用芹菜作为治疗高血压的药源，具有价廉、服用方便、无副作用等优点。

芹菜中含粗纤维较多，对老年人来说食用时应注意选嫩的，炒吃时要先焯一下，并应嚼烂，如牙齿不好可少吃或不吃，以防消化不良。此外，芹菜有水芹、旱芹之分，而水芹挥发油有兴奋中枢神经、升高血压、促进呼吸、提高心肌兴奋性、加强血液循环的作用，

可用于血压过低,心功能不全的病例。因此,高血压患者应注意,煎煮时间要长些,以不留挥发油为宜。

洋葱——药用价更高

洋葱,这种蔬菜因为它对保证人体营养和在医疗上有较高的价值,越来越引起人们的重视。

近代医学研究认为,洋葱和大蒜一样,都具有明显的降血脂、增强纤维蛋白溶解活性的作用。这是因为洋葱中含有二烯丙基硫化物和少量含硫氨基酸——蒜氨酸。一般冠心病患者,每日食用50～75克洋葱,其作用比目前临床常用的降血脂药物——安妥明还要强;洋葱还具有降血糖的作用,糖尿病人每餐用鲜洋葱44～50克,可取得良好的疗效,但中度以上的患者,则必须与降血糖药物或胰岛素配合治疗。

洋葱中含的葱蒜辣素,除具有刺激食欲、帮助消化作用外,还由于它经呼吸道、泌尿道、汗腺排出时,能轻微刺激管道壁的分泌,所以又有祛痰、利尿,发汗及预防感冒的效能。洋葱中还含有特殊气味的植物杀菌素,对葡萄球菌、链球菌、痢疾杆菌、沙门氏菌属、大肠杆菌和某些病原虫都有杀灭或抑制作用。所以对肠类,阿米巴痢疾、流脑和百日咳等均有一定的防治作用。

洋葱虽然易贮藏,但它怕受冻和受热。因此,贮藏环境宜保持低温、干燥以及避免风吹日晒,在贮存过程中尽量不要翻倒。

葱——食药兼优的调味品

葱为四辣之一,是蔬药兼优的食物,在日常生活中,它更是少不了的重要调味品。

葱的营养素 葱含有一种洋脂性硫化丙烯液体。这种物质具有独特的辛辣香气,能去腥除膻,增香生鲜,又能刺激舌头提高对味觉的敏感性、刺激口腔腺体和胃腺、分泌唾液和胃液,以增加食欲。葱中有丰富的营养素,据测定大葱中含蛋白质、胡萝卜素、硫胺素、核黄素、维生素都很丰富。

葱的药用价值 葱的药用价值不小,民间常有用葱来治疗伤风感冒、头痛、鼻塞、急慢性鼻炎、鼻窦炎、小儿蛔虫腹痛、痛疮肿毒等。葱叶能利五脏、益头目、清水肿。如小便不通畅,可将葱白连叶捣烂与蜂蜜调和敷下腹部;用葱叶煎汁洗溃患处,可去湿气足肿;葱白有解肌发表、利肺、通阳、解毒消肿之功;葱叶有散淤血、止疼、解毒之用;葱根能治便血、消痔。现代医学还发现葱有着较强的杀菌作用,功同大蒜,对预防肠道、呼吸道传染病有疗效。葱的辛辣能促进人的消化液分泌量增加,从而提高食欲,促进消化;葱头所含的前列腺素 A 还有舒张小血管而减少血循环阻力的作用,有助于防治高血压,对脑力劳动者尤为适宜。

葱的烹调 在烹调中,葱常被加工成丝、末作为凉菜调料,除能增鲜之外,还可达到杀菌、消毒作用;加工成段经油炸后与主料同烹,十分诱人。在做鱼时,放些经油炸的葱,香味浓郁可除鱼腥;家畜、家禽的内脏膻味较浓,葱更是成了必不可少的调料。

忌将鲜蛋与葱同放一起,以免使葱的强烈气味钻进蛋壳小气孔,加速蛋黄变质。

葱味去除法 ①不要在饭后吃葱,可在进食过程中食用,这样可减少嘴中葱味。②吃葱后即刷牙,可去葱味。③用开水加一小匙植物油,搅成液体来漱口,可除葱味,效果也很好。

香荽——祛秽又解毒

香荽又名香菜、胡荽、芫荽,属伞形科一二年生草本植物,因含有香味称为香荽。

香荽茎、叶均可作为蔬菜,尤其是它的嫩苗,香软可口,尤为人们所喜爱。

香荽含维生素 C 甚多,可用于透发麻疹及风湿,有促进外周血液循环的作用,它芽香、健胃,能祛风解毒,适用于小儿麻疹、风疹以及肉质食物中毒等症。

香荽的果实含有挥发油,油中主要成分为香木醇、松萜、二聚戊烯、醋酸冰片、脂肪油等。

中医认为香荽味辛、性温、无毒,可用作消食,治五脏、补不足,利大、小肠,通小腹气,清四肢热,止头痛。此外可解肉毒、鱼毒。李时珍说香荽可内通心脾外达四肢,能辟一切邪气。凡痘,疮难出者,可用香荽引发出来。

不同蔬菜的保健价值

蔬菜种类繁多,它们各以自己特有的营养价值而受到人们欢迎。因此了解各种蔬菜所含的营养成分的不同以便选择,使体内的营养保持平衡十分必要。蔬菜中含铁、钙、磷、草酸、胡萝卜素与维生素C,它们以不同的含量分布在不同品种的蔬菜中。以含铁量来说,最多的是芹菜、毛豆、凉薯,其次为雪里蕻、绿苋菜、扁豆、菠菜、莴笋茎、小白菜、韭菜、蕹菜、葱头、蒜苗、油菜、大叶芥菜、四季豆、豇豆、辣椒,番茄、丝瓜、紫菜、芋头、胡萝卜,而芹菜居首位,每100克芹菜中约含8.5毫克,而每百颗胡萝卜中只含0.6毫克。

以含钙量来说,最多的是雪里蕻、绿苋菜、萝卜缨、小白菜、芹菜茎、油菜、扁豆、香葱、蕹菜。每100克雪里蕻中含钙量约235毫克,而100克蕹菜中含钙约100毫克。

以含磷量来说,最多的是毛豆、鲜蚕豆,其次为香椿、芹菜叶、雪里蕻、土豆、扁豆、红豆、油菜、菠菜、韭菜等。每100克毛豆中含磷量为290毫克,而每100克韭菜中含磷46毫克。

以含胡萝卜素量来说,以菠菜、胡萝卜为最多,其次为韭菜、萝卜缨、芹菜叶、油菜、小白菜、蕹菜、莴笋叶、绿苋菜、油菜、雪里蕻、大葱、青蒜、豇豆、扁豆、丝瓜等,每100克菠菜约含3.8毫克,而每100克丝瓜只含0.32毫克。

以含维生素C量来说,辣椒、花椒菜、苦瓜为最多,其次为雪里蕻、青菜、紫菜、小白菜、大叶芥菜、香椿、油菜苔、蒜苗、菠菜、韭菜、大头菜、白萝卜、芹菜、蕹菜、绿苋菜、毛豆、大白菜、萝卜缨、冬瓜、豇豆、土豆、莴笋叶、大葱、豌豆、胡萝卜、扁豆、番茄、四季豆、韭黄、丝瓜、黄瓜、菜瓜、葱头、南瓜、山药、芋头、西瓜、茄子等,每100克辣椒中含185毫克,而100克茄子中只含3毫克。

以含草酸量来说,菠菜、笋、青蒜、荸荠、葱头、茭白、毛豆等蔬菜中都有,但草酸含量多的菜,在烹调前要先用开水烫煮后再炒,去除草酸部分,否则对人体健康不利,这是因为草酸与食物中的钙结合生成不溶解的草酸钙,使食物中的钙不能被人体所吸收,它还能阻碍食物中铁的吸收,长期吃食草酸高的食物可能产生肾结石,因此不可不慎。

其实蔬菜的营养还远不止这些。它可以帮助机体吸收蛋白质、糖类与脂肪，它能促使消化胰腺的分泌，使人体对食物更好的消化与吸收。蔬菜还有利于减肥（其中如黄瓜、冬瓜、笋等），中老年人由于身体活动量减少，能量消耗相应减少，容易使能量积聚而引起肥胖，而蔬菜所含的热量低、脂肪低，并含有丙醇二酸，它有抑制糖类物质变成脂肪的作用。此外有的蔬菜体积较大容易吃饱，这样就可以少吃淀粉类食物有利于减肥。此外蔬菜中纤维结构粗糙，这对肠子的蠕动起着良好的刺激作用。而蔬菜对心血管病患者也有好处，因蔬菜中有钾盐，它对心肌活动很有益处，食用蔬菜后体内水分减少，心脏负担也因而减轻。

保健选择什么蔬菜

现代医学实验证明，蔬菜是人体保持营养平衡的必不可少的物质，然而蔬菜种类很多，每天该选购一些什么蔬菜呢？因此必须对蔬菜有一个全面的了解。

哪些蔬菜营养素高呢？任何一种蔬菜，其营养素含量都不相同，如绿苋菜含钙量高，苦瓜含维生素C高，芹菜含铁量高，菠菜含胡萝卜素高，毛豆含磷量高，葱头含草酸量高等等。现将各种营养素的不同含量罗列于下（依含量高低次序）。

含铁量高的蔬菜 毛豆、芹菜、凉薯、芫荽、雪里蕻、苋菜、茼蒿、扁豆、菠菜、莴笋、小白菜、韭菜、蕹菜、茴香菜、葱头、蒜苗、油菜、芥菜、四季豆、豇豆、辣椒、番茄、丝瓜、紫菜薹、芋头、胡萝卜。

含磷量高的蔬菜 毛豆、蚕豆、香椿、芹菜叶、雪里蕻、土豆、扁豆、豇豆、油菜苔、菠菜、芫荽、韭菜等。

含钙量高的蔬菜 雪里蕻、苋菜、芫荽、萝卜缨、小白菜、塌棵菜、芹菜茎、油菜、扁豆、香椿、蕹菜。

含维生素C高的蔬菜　辣椒、花椰菜、苦瓜、雪里蕻、青蒜、紫菜、小白菜、芥菜、香椿、油菜苔、蒜苗、芫荽、苤蓝、菠菜、韭菜、圆白菜、白萝卜、芹菜、茴香菜、蕹菜、苋菜、藕、毛豆、大白菜、萝卜缨、冬瓜、豇豆、土豆、莴笋叶、大葱、豌豆、胡萝、扁豆、番茄、四季豆、韭黄、丝瓜、黄瓜、菜瓜、葱头、南瓜、茭瓜、山药、芋头、西瓜、茼蒿、茄子。

含胡萝卜素高的蔬菜　菠菜、胡萝卜、韭菜、蕹菜、莴笋叶、苋菜、油菜苔、雪里蕻、茼蒿、大葱、青蒜、豇豆,扁豆、丝瓜。

含草酸高的蔬菜　菠菜、笋、青蒜、荸荠、葱头、茭白、毛豆等。

科学家分析还发现蔬菜的营养价值与蔬菜颜色有着密切关系,颜色深的蔬菜营养价值高,颜色浅则营养价值低。

菜篮子中的抗癌药

近年来医学越来越多的研究结果表明,防癌治癌的物质广泛存在于新鲜蔬菜中,其中以下几种比较突出。

萝卜　含有一种木质素化合物,可以极大地提高人体内巨噬细胞的活力,而巨噬细胞正是可以吞噬细菌及癌细胞的有力武器。萝卜可以解除烧焦肉类中的苯并芘等致癌物的毒性,并能抑制亚硝胺在人体内合成,有明显的防癌效果。

胡萝卜　含胡萝卜素每百克高达 3.62 毫克,是防癌食物中的佼佼者。对吸烟者来说,常食胡萝卜还有降低与减少肺癌发病率的作用。

大蒜　含有"亚力斯"的氨基酸,大蒜的脂溶性挥发油可激活巨噬细胞的功能,提高机体免疫力,常吃大蒜的人患癌症的较少。

西红柿 含有丰富的维生素 C,它可以刺激人体产生抗癌物质——干扰素,还可以抵制人体对亚硝酸胺(一种致癌物)的吸收。

韭菜 含有木质素和纤维素,木质素可使人体内吞噬癌细胞的巨噬细胞活力提高 3 倍。纤维素可促进肠蠕动,减少致癌物在胸腔内滞留时间,芹菜也有同样效力。

葱头 含有谷胱甘肽,它能将人体内的过氧化物还原成无害物质,使肝脏、肌肉等组织的细胞膜不受过氧化物损害,防止癌症的发生。

海带 含大量钙,能将人体内一些有毒有机物转化为无毒物质。3~5 克的海藻,净化血液的能力相当于 250 克的柑橘。

卷心菜、土豆 含较丰富的维生素 C,它能解除氰化钾、砷与石碳酸的剧毒,具有明显的防癌、抗癌作用。

大白菜、南瓜 含有微量元素铝,可阻断体内亚硝胺物的合成,南瓜更含有能分解亚硝胺的酶。

芦笋 含有大量的组织蛋白、叶酸与核酸,对防止癌细胞扩散及抑制癌细胞生长有奇特功效。

香菇、蘑菇、木耳 含多糖体,能刺激抗体形成,活化巨噬细胞,对癌细胞有明显的抑制作用。

莴苣、豆芽、花菜 含维生素 C、维生素 E 及芳香烃化酶,能分解消除人体内致癌物。

番茄 被认为能减少致癌危险的成分之一是番茄红素。它是一种抗氧化剂,能够抑制癌的氧自由基。体内番茄红素最少的人,比体内番茄红素最多的人,在患胰腺癌的危险上要大 5 倍。

绿色蔬菜 叶状深绿色蔬菜能够降低罹患许多癌症的危险,菠菜、椰菜、莴苣都含有丰富的抗氧化剂(包括 β—胡萝卜素、叶酸盐及黄体素)。蔬菜的颜色愈深,它的抗氧化剂含量便愈多。

辛辣植物 较多的具有抑制肿瘤作用的化合物存在于葱属蔬菜里。葱属蔬菜包括蒜、葱及韭。它们所含有的化合物。能够抑制结肠癌、胃癌、肝癌的致癌物质的诱发活动。研究证明,多吃蒜和葱的人患肠胃癌的危险就较小。有些研究显示出,蒜的化合物能干扰癌的增长。

十字花科蔬菜　这类蔬菜包括卷心菜、花椰菜、白菜、布鲁克花菜、绿芥、萝卜等。它们能够减少胰腺癌的危险。十字花科蔬菜对胃癌及结肠癌具有预防作用。美国犹他州的研究显示:吃十字花科蔬菜最多的人与最少的人相比,患结肠癌的比例为3∶7。

大豆　至少包含5种被认为能够对癌起抑制作用的化合物。在动物实验中,发现大豆对结肠癌、皮肤癌以及其他癌症能够起抑制作用,原因在于它可以减缓癌细胞的生长及分裂。扁豆、腰形豆、杂色豆、黑豆、白豆、红豆等,都同样有抗癌化合物。

麦麸　可以降低患结肠癌的危险。纽约医院的康纳尔医疗中心让每个病人每天分2次吃含有30克麦麸的食物,不到6个月,结肠癌前期的悬肉便呈现萎缩状态,从事实验研究的医师说,这些少量的麦麸,在这样短的时间内会出现这样显著的效果,说明在癌变征兆已经出现后食物疗法仍可奏效。

柑橘等水果　包括柑橘、葡萄、柠檬、酸油,这些水果里含有类胡萝卜素及类黄酮等。它们在动物体内对强烈的化学致癌物能够起中和作用,在减少罹患胰腺癌方面,柑橘类水果尤其具有特殊功效。

低脂肪牛奶　牛奶中的饱和脂肪,对某些癌症似乎具有促进作用;而牛奶中的另外一些物质,却又具有抗癌作用。

此外紫菜、茄子、花椰菜、四季豆、刀豆、马铃薯、羟包心菜等,也都有不同程度的防癌、抗癌作用。

菜篮子中的跌打损伤药

你知道跌打损伤的用药可以从司空见惯的菜篮子里获得吗？在民间就流传着这种简易的治疗方法。

豆油 可凉血、止血，治摔伤吐血。温暖季节生服，严冬季节加热温服。每次服用9克，早、晚各1次。

全蟹 以取全蟹焙干研末，用黄酒送服。每次10克可治跌打损伤、骨折筋断者。每次服用20克，其功效是清热散淤、活络止痛，续筋接骨。

茄子粉 取茄子1个熔于研末，用黄酒送服。1日2次，每次10克，可止血消肿，治跌打青肿。

丝瓜末 摘老丝瓜1个切片晒干，置铁锅内用文火焙炒成棕黄色，研末。跌打胸腹部受伤者用白酒冲服，每次服3克，每日服2次，连服3天。四肢跌打损伤者，每次用丝瓜粉末加白酒调匀，敷于患处，每日更换1次。

萝卜泥 将萝卜洗净切碎捣烂如泥敷于患处。功效有行气、活血、消肿，治跌打损伤、淤血红肿、肩背疼痛等症。

韭菜根 鲜韭菜根捣烂敷于断指复位处可消炎止痛，镇痛接骨，治断指、骨折。

大葱泥 将大葱或葱白捣烂、炒热，敷于伤后24小时的患处，冷后再更换，数次痛止，可行瘀止血、消肿解毒，治跌打损伤。

狗骨汤 将狗骨（以四肢为佳）砸碎，加水煮熬服时加盐少许，可活络健骨，活血生机，治跌打损伤，腰膝无力症。

红辣椒膏 取红尖辣椒1份，凡士林5份，将红尖椒研末凡士林放火锅中溶解，再将辣椒末倒入搅拌均匀冷却成膏，用棉纱布涂上此膏敷于患处,每日或隔日换药1次。可消肿、散结、治跌打青肿。

鸡蛋壳　将鸡蛋壳洗净烘干碾成粉,每服15克,日服2次,外用敛疮,治骨折迟缓愈合者。

鳖血石灰粉　宰鳖取血漏入干石灰粉内搅拌捏和成团,穿线其中,悬于通风处阴干研末即得。用时将鳖血石灰粉撒布于伤口并包扎固定,可凉血、消肿、治跌打损伤、刀伤、枪伤等创作伤出血症。

各种病应对症吃菜

我国中医十分讲究用蔬菜来治疗疾病。患有糖尿病、贫血、便秘者,不妨常吃些菠菜,因它含有多种维生素、铁质与消化酶有助消化,如把菠菜根与鸡肫皮一起煎水饮服,可治夜盲症。

老年人多患动脉硬化、冠心病,平时常吃点生大蒜,便可预防或减少患该症的可能,如将大蒜捣烂贴脐部与脚心,还可治疗腹泻。

凡消化衰退、酸度降低、便秘、高血压、失眠、神经官能症者,多吃莴苣很有好处。这是因为它含有多种维生素与矿物质、铁、钾、碘等物质。铁有利于贫血、碘能调节基础代谢,动脉硬化,钾有助改善失眠、心律不齐、神经官能症。此外,这些菜莴苣还含有氟,对保护牙齿与骨骼生长也有好处。

胃溃疡者不妨多吃甘蓝菜。它含有维生素U与钙、钾,有药用价值。此外还对便秘、止血、抗菌、解毒有作用。

萝卜炖羊肉或鲫鱼对肺咳血者大有补益,如患此症可以服用。

黄瓜、冬瓜、笋有着减肥作用,它们都是低脂肪、低热量、多纤维的蔬菜,含有丙醇二酸,有抑制糖类物质变成脂肪的作用,凡肥胖的人常食可减肥。

蔬菜营养丰富,但吃得不当也易中毒、患病,如四季豆含一定的皂苷类物质,生吃或未经煮熟吃极易引起急性中毒,损害中枢神经系统;番茄在未完全成熟时,有番茄碱,多吃不成熟的番茄也会中毒。不新鲜的蔬菜以及未腌透的酸菜也有亚硝胺合物,不宜食用。

暑夏的保健蔬菜

炎夏季节,人们对蔬菜的食用增加,这不仅是因为需要增加水分,也由于需要青淡的佳肴,在品种十分丰富的蔬菜中,该如何选择好夏季蔬菜品种,并用以防病、治病的需要呢? 这需要懂得各种蔬菜的性质与功能。现把适宜夏季食用的蔬菜及其对人体的功用介绍于下:

冬瓜:可利水化痰、消暑止渴;

苦瓜:可利水、消肿,清心解热;

黄瓜:可清热、利尿、解毒;

茄子:可利尿、止血、解毒及通络;

豇豆:可理中益气、健脾;

番茄:可凉血平肝、清热解毒;

辣椒:可促进胃分泌、增进食欲;

紫菜:可治胃溃疡、妇女更年期症;

黄豆芽:可健脾、利尿、通便;

绿豆芽:可清热、利尿、清消肿。

其实夏天吃些凉菜也很好,因为凉菜不仅爽口,有着嫩、脆的特点,蔬菜中的营养不易损失。因为蔬菜一经加热后,大部分维生素便会不同程度地分解,如维生素 C 就极容易受空气中氧气和菜叶本身所含氧化酶的破坏,加热愈高,破坏愈甚。据报道:凉菜对严重的绝症竟能起到起死回生作用。美国一科学家安妮·威格莫尔在身患癌症几乎绝望中,由于坚持一日三餐吃生菜,一连数年不间断,结果既没用药,也不进行放射治疗却治愈了癌症,而后继续活了 20 多年,此法还治愈了上千名癌症病人。当然在生食蔬菜时,也应注意洗净,对一些脾胃虚弱、消化力差及患有慢性肠胃病的人应酌量或先试食。

这几种野菜营养价值高

我国劳动人民采吃野菜已有数千年的经验。野菜虽不入食谱、菜谱,但很有营养,有的还能治疗不少常见病。下面介绍几种分布比较广泛的野菜。

荠菜　荠主要在春季采食,可以炒菜吃,也可做馅包水饺吃,它含有丰富的营养物质。据分析 590 克荠菜里含蛋白质 21.1 克、脂肪 1.6 克、钙 1680 毫克、磷 292 毫克、铁 252 毫克、胡萝卜素 12.8 毫克。另外,还含有许多可治疗疾病的物质,如荠菜酸、胆碱、乙酰胆碱、黄酮类等。能治乳糜尿、高血压、月经过多等疾病。它还可用来治疗牲畜疾病,如仔猪白痢,患病猪同它的母猪一起吃荠菜,能很快治好。不易受胎的母马、母驴吃了荠菜,可促进发情,帮助受胎。

白蒿　白蒿是茵陈蒿的幼苗。一年可采收两茬,而清明前后的一茬最多最好;立冬可再采一茬。它可以和入面糊中油煎食用。白蒿含有茵陈烯、茵陈酮、茵陈素、叶酸、绿原酸、咖啡酸等。人们常吃白蒿,对预防肝炎很有帮助。《本草纲目》里指出:常吃白蒿还能使皮肤白嫩。

猪毛菜　猪毛菜又叫蓬子菜、扎蓬棵,主要在夏季采食。方法是将它的嫩茎叶用开水烫熟,用大蒜泥及日常调料凉拌食用。猪毛菜主要含猪毛菜碱,其药用比较特别,在开花结果前,有升高血压的作用,对低血压的人很适合,对一般健康的人无影响。开花结果后又是降血压的特效药,有一种专治高血压"血可平"的药,就是以猪毛菜为主要原料制成的。

小蓟　小蓟又叫青青菜、刺儿菜,一年均可采食,选天花幼嫩的为好。一般多和豆面制成菜豆腐食用。小蓟主要含生物碱,其主要作用一是除烦热,人们在夏天热得烦躁时一吃就好;二是止血,如有便血、尿血、吐血、咳血,用它煮水喝都可治好。手等处皮肤划伤,取少量青青菜,揉烂按在患处,一会儿就可止住血。

马齿菜　马齿菜又叫马生菜、长命菜,凡尚未结子的均可采食。一般多用大蒜泥凉拌食用。它主要含烟酸、肾上腺素及多种钾盐,用来治疗痢疾,效果很好。另外对侵害人、畜的钩端螺旋体病也有防治作用。

萹蓄　萹蓄又叫萹蓄菜。青嫩的随时可以采食,凉拌或做菜豆腐均可。它主要含萹蓄甙、大黄素和钾盐。对排尿涩痛、尿液不清(乳糜尿)都有良好效果,也可驱除引起肛门作痒的蛲虫。

花卉入菜,秀色可餐

花卉,以其优美的形态、鲜艳的色彩、沁人肺腑的清香,美化着人们的生活环境,陶冶着人们的情操。然而,鲜花可食,花能入菜,则是近几年来才开始为人们所关注的事。

国外鲜花食物已大受欢迎,据报载美国人吃鲜花食物的狂热从纽约传到费城,又从费城传到达拉斯乃至华盛顿而风行全美。由于顾客趋之若鹜,以至鲜花食物供不应求,鲜花餐厅老板大发其财。日本人已习惯把大波斯菊、秋海棠与三色紫罗兰等鲜花捣碎,榨出汁液,混合在各种菜肴或糕饼中,或作为炸食、肉菜、鱼菜等的添加剂使用。甚至在一些高级宴会上,还用洒上蜂蜜的花卉作为甜品,清香雅致、平添几分浪漫情调。日本农林省已制定长期发展食用花卉的计划,预计今后几年内,将有更多的花卉食品出现在日本家庭的餐桌上。英国人常用粉红色与白色的雏菊、蓝色与黄色的三色花和玫瑰花,红、紫、白色的天竺葵等花卉做沙拉,并进入名餐馆。英国还出版了一本《食用鲜花》的书,专门介绍制作菜肴、甜点、饮料等所用的花卉。

　　据史料记载:鲜花入馔在我国古已有之,源远流长。屈原在《离骚》中就有"朝饮木兰之坠露兮,夕餐秋菊之落英"的诗句;宋代的《山家清洪》中,收录了花馔十多种,其中包括梅花汤饼、蜜饯梅花、雪霞羹等。明朝戴羲所著的《养全月令》中记有暗香汤、腌韭花、面拖玉兰花、香椿芽、松花、甘菊花、茉莉花、莲花醋、莲花曲等。清代《养小录》中也收录了牡丹、枣花、腊梅等 20 多种鲜花食品的制作方法。

　　现代科学证明,不少花卉含有多种营养成分,有着强身健体的作用。如兰花有清肺解毒、化痰止咳的疗效,用它制成兰花肚丝、兰花鸡丝等食品,可治疗肺结核、百日咳等病症。又如菊花,有疏风清目、养肝平肝之功,用其为原料做成菊花粉丝,白菊蛇羹,是目赤肿痛、胸闷失眠患者的保健佳品。再如荷花制成的炝双莲花、荷花肉片,是治疗暑热烦渴、衄血、咯血的良效食品。此外,厚扑花对消化不良、腹饱腹胀有良好的疗效。葛藤花对饮酒过量,恶心呕吐有作用。扁豆花可治上吐下泻,合欢花可助安眠。

　　可供食用的花卉很多。如韭菜花、油菜花、豌豆花、南瓜花、花椰菜花、兰花、梅花、桃花、李花、橘花、梨花、玉兰花、海棠花、牡丹花、玫瑰花、黄花、月季花、茉莉花、荷花、晚香玉、桂花、金银花、腊梅、木棉花、仙人掌、茶花、金莲花、香石竹、金樱花、昙花等等。但也有一些花卉含有某些毒素，不可盲目食用，如夹竹桃、曼陀罗、虞美人等。

鲜花入菜讲究制作，这在我国也是颇为重视的，如制作暗香汤，是在清晨采下将开的梅花放在瓷瓶里，每 50 克洒 50 克盐，然后密封放在阴凉处，翌年春夏之交取出，碗里先放些蜜，再加进 2 朵～3 朵，用开水一泡。花头自开，与茶饮既清香又悦目。以"瑞木煎"为例，采摘大瓣栀子花，用素汤焯过，控干水分，用甘香草水加面粉调成稀糊上浆，再放入油锅内炸酥，即可食用。"雪霞羹"用的是芙蓉花，洗净后去芯去蒂，加汤与豆腐煮，熟后即成，此菜"红白交错，悦如雪雾之霞"。玉兰花用面粉裹住入锅油炸、清香扑鼻，味道极好。樱花用盐浸泡一周，即成为随取调味佳品。菊花夹肉制成菊花饼，松、滑而带芬芳香味。霸王花用油炸或以红枣同煮味美，有润肺之效。木槿花拌入面粉、葱片，油煎后松脆可口，滋味极好。美人蕉剪下晾干用开水微烫，炒拌肉丝，味美可口。

鲜花入馔，我国许多地方已出现一些名菜，如粤菜菊花凤骨、大红菊，鲁菜桂花丸子，北京菜芙蓉鸡片，上海菜荷花栗子、茉莉汤、桂花干贝、茉莉鸡脯、菊花鲈鱼等。一些地方还推出兰花鸡丝、菊花肉片、玉米须炖蚌肉、白茅花冬瓜火腿、留蓝香花拌平菇、茉莉花烩冬菇海参、灯心花干贝黄瓜汤等，脍炙人口，既美味、又可起保健作用。

我国幅员辽阔，花卉品种繁多，花卉入菜的前景广阔，它为我国饮食文化增添了无限的光彩。

应忌口的十八种蔬菜

萝卜　性甘寒,凡胃痛患者、虚寒体质者以及在服用人参、鹿茸等补药的同时,均应忌食。

黄瓜　性甘凉,凡脾胃虚寒者应忌食。

冬瓜　性甘寒,凡阳虚患者忌食。

芹菜　性辛温,凡血虚病人应忌食。

紫菜　性甘寒滑,凡胃寒、脾虚、便溏者应忌食。

苋菜　性寒滑,凡脾虚、便溏者应忌食。

韭菜　性辛温,能行气活血,补肾阳,阴虚阳盛者及孕妇应忌食。

香菜　(芫荽)性辛温,阴虚病人、皮肤瘙痒者应忌食。

竹笋　性甘寒涩,发疮毒、痈疽患者应忌食。

芋艿　性甘温,胃痛、便秘者应忌食。

生姜　性辛温,胃性热、痈疽患者应忌食。

辣椒　性辛温,胃热、痔疮、肛裂患者应忌食。

四季豆　性寒有小毒,胃寒者忌食。

卷心菜　凡胃酸过多者应忌食。

大蒜　为热性蔬菜,凡便秘、咽喉炎患者应忌食。

菠菜　含有大量草酸,缺钙的儿童应忌食。

番茄　性寒,肠胃虚弱者应忌食。

鲜黄花菜　含有水仙碱,会引起腹痛、腹泻、嗓子发干、心口灼热等中毒现象,严重的会出现血便、血尿、尿闭等症。因此食用黄花菜一定要先用开水焯过,浸泡一段时间才行。但干黄花菜不会造成中毒现象。

第四章　药材之源

　　植物是药材之源,特别是中草药,它分布广泛,应用方便,无副作用,对慢性病、常见病有着较好的预防与治疗作用。这里选取了近百种常用的中草药,分别从形态、特征、生长环境、性味、功效作简要介绍。

灵　芝

　　又名灵芝草、紫芝、赤芝、黑芝、菌灵芝。系一年生附生真菌,子实体于夏、秋季采收,晒干或晾干备用,该物多生于株树和其他阔叶树的根部或腐木上也有人工栽培,全国大部分省区均有栽培与出产。

　　灵芝味淡微苦,性温,中医认为它有着滋补强壮,宁心益胃,解蕈毒,助消化的功效,对高血压、肾炎、风湿性关节炎、鼻炎及子宫出血均有一定疗效。据现代医学解析,灵芝有着五大功效:(1)能显著提高机体免疫功能与增强患者自身防肿瘤抗肿瘤能力;(2)保护肝脏,减轻肝损伤与有效地改善肝功能;(3)有效地扩张冠状动脉增加血流量,改善心肌微循环的作用;(4)对中枢神经起到良好的抑制作用,协调运动失衡对失眠症患者可起到良好的作用;(5)灵芝所含的多糖,多肽可显著清除机体产生的自由基,有着明显延缓衰老的功效。

芡 实

又名鸡头米、鸡头子、南芡实、北芡实、野鸡头。系一年生水生草本,有白色须根。初生叶沉水箭形,后生叶浮于水面,圆形,正面多皱纹,反面紫色,两面均有刺,叶柄生叶底中央,花鲜紫红色,浆果带刺为鸡头状,秋采种子,晒干去壳取仁入药。

芡实味甘、涩、性平,有着固肾涩精、补脾止泻、止滞的作用,对脾虚久泻、慢性肾炎、蛋白尿、湿热、遗精等患者有一定疗效。

川 芎

又名西芎,抚芎。系多气生草木,根茎发达形式不规则的结节状拳形团块,黄棕色有浓烈香气,茎直立,圆柱形,7~8月开白花,9~10月结果,根茎于夏季采挖晒干备用。

川芎味辛,性温,有着活血行气,祛风止痛的作用,可主治偏头痛,风寒感冒,各种痹症以及跟骨骨刺、骨质增生,月经不调等症。

三 七

又名田七、山漆、金不像、人参三七,系多年生草木,茎高30~60厘米,主根粗壮肉质倒圆锥形式短圆柱形,外皮呈黄绿色或黄棕色,根茎横生,叶轮生,边缘有锯齿状,6~8月开花,8~10月结果,果实肾形,成熟时呈红色,取其根晒干备用。三七多产于云南、广西等地,四川、江西、广东、福建、湖北、浙江等省也有栽培,多生于山坡林荫处,三七味甘、微苦、性温,有着散淤、止血、消肿、镇痛的功效,可主治冠心病、心绞痛、痈肿疮毒、咯血、贫血、月经不调、风湿关节炎等症。

人　参

又名血参、黄参、神草、地精。系一生年草本,主根粗壮土黄色,茎基部稍木质化,叶互生,肉质,有光泽,花呈淡紫红色,种子细小,秋季采根洗净除去须根,刮去表皮,煮熟晒干。人参容易被虫蛀,要放新容器中密封保存,可放置多年而不坏。

人参主要产地以朝鲜、东北为著称,我国大部分省区均有分布,多生于园林、空旷阴湿处栽培。

人参味甘性平、无毒,有着补五脏、安精神、定魂魄、止惊悸、除邪气、明目、开心、益智之效,久服可健身延年,并主治七劳五伤、虚损痰弱、止呕秽、治肺痿等症。

丹　参

又名血参、赤参、红根、红丹参、赤丹参。系多年生直立草本。全株密生,黄白色柔毛及腺毛,根圆柱形,肉质,多分枝,茎四方形,叶对生,边缘有圆齿状,4～8月开紫蓝色花,5～9月结果,果实椭圆形,根春秋挖出晒干备用。

丹参多生于向阳山坡、草丛、沟边及湿润地,我国中部、南部地区有分布。

丹参味苦、性微寒,有着活血、通络、清心、除烦、祛淤、止痛之效,可主治神经衰弱、血栓、闭塞性脉管炎及丹毒、痈肿、疮毒、乳腺炎、淋巴结炎等症。

党　参

又名黄参、中灵草、上党人参。系多年生草本,根长圆柱形,顶端有膨大的根头,茎缠绕,叶对生、互生或假轮生,叶片呈卵形,花萼绿色,圆状披针形,光滑或稍有茸毛,蒴果圆锥形,秋季挖根,用木板搓揉晒干备用。党参多产于山地灌木丛中及林缘,以河南、河北、山西、陕西、青海等地为多。党参性平味甘。有着补中、益气、生津之效,主治血虚心悸,健忘失眠、脾胃虚弱、食少便溏,以及脱水、血小板减少性紫癜等症。

当 归

又名山薪、乾归。于3～4月间生苗,叶呈三瓣状,7～8月开花,花似莳萝,浅紫色根呈黑黄色,以肉厚而不枯者为佳,在2月、8月采后阴干收藏。

当归多产于川蜀、陕西等地,以川蜀产的当归为好。当归味甘、性温、无毒,对咳逆上气、温疟寒热、妇女漏下、疮疡金疮、虚冷下痢、心腹冷痛等症有良好疗效。此外它还有温中止痛、排脓补血、润肠、生肌、止呕补劳的作用。

黄 芪

又名北芪、白芪、东北黄芪。系多年生草本,根长二三尺,主根肥厚、圆柱形,独茎或丛生,枝干高地二三寸,叶互生,稀疏像羊齿。7月间开黄紫花,7～9月结果,果实结小尖角,内有黑色种子,根于春就二季挖取晒干备用。

黄芪生于旱山坡、森林边缘、疏林下、灌木丛中,全国大部分省区都有栽培。

黄芪味甘性温,有着补气固表、利尿排毒、排脓、生肌、止痛、补肺气、泻心火、益胃气、去痰热之效,对体虚、自汗、盗汗、四肢浮肿、小便不利、虚喘、热毒、赤目、腹痛、泄痢、淋巴结核等症有着良好的疗效。

黄 连

又名王连、支连。系多年生草本植物,根茎呈黄色,叶似甘菊。4月开黄色的花,6月结果,种子呈椭圆形、褐色,立冬后采收,晒干收藏。

黄连主要在陕西、湖北、四川、贵州等地栽培或野生。

黄连味苦、胜寒、无毒,其功效为泻火、燥湿,解毒、杀虫,对目赤、下痢、口疮肿痛等有明显的疗效。用黄连与乳汁浸泡涂患处、可治麦粒肿,黄连粉漱口可治白喉,黄连素适量可治肺结核、肺炎等症。

黄 精

又名黄姜、黄芝、鹿竹,鸡头参、节节高。系多年生草本,全株无毛,根状,茎黄白色,由多个形似鸡头的部分连成,叶形状像竹子与钩吻相似,浆果球形,熟时黑色,根状茎入药,秋冬采收,切块,置蒸笼中蒸至呈油润时取出晒干或烘干。

黄精分布于全国各地,生于阴湿山林山坡中,黄精的根、叶、花、实都可食用,但以对生的为正精。

黄精味甘、性平、无毒,主要功能是补中益气、除风湿、安五脏,久服轻身延年,补五劳七伤,助筋骨,耐寒暑,益脾胃,润心肺,还对肾虚腰痛、肺虚咳嗽、骨蒸痨热、脂肪肝等有疗效,民间有服用九蒸九晒的黄精,有补各种气虚,填精髓与美容驻颜之效。

防 风

又名茴草,屏风、茴芸、絧芸等,其茎、叶均为青绿色,3月开细白花,果实像胡荽子,根为土黄色,2月或10月采摘,以黄而润者为佳。

防风味甘、性温、无毒、有着补中益神、通五脏、关脉、安神定志的功效,对风行周身骨节疼痛、四肢挛急、心烦盗汗、行履艰难、偏头痛等症有显著效果,特别是对主治人体36种风症,有着显著的疗效。

杜 仲

又名思仲、思仙、木棉、杜思皮、丝棉皮。

落叶是杜仲科落叶乔木，小枝光滑、黄褐色，皮、枝及叶均含胶质，皮折断后有白丝相连，刚长出的嫩芽可食，树皮于3～7月可采，剥取后趁鲜刷去泥土，鲜用或堆放，肉皮呈紫褐色，晒干备用。

杜仲在我国多省有广泛栽培，多生于低山坡地疏林中或人工栽培。

杜仲味辛、性平温、用以补肚肾、强筋骨，安胎，补身体虚损、益精气及主治小便频数、腿膝软弱、肾虚背痛、腰痛与外伤骨折等症。

知 母

又名连母，贷母、地参、水参、苦心、虫氏母。

知母形状像菖蒲、柔润、叶难枯萎，掘出土后仍可随时再生。4月开青花，8月结实。春秋季均可采收，除去地上部分与须根，洗净晒干，去皮切片，生用或盐炒后用。

知母味苦、性寒、无毒，可上清肺热而泻火，下润肾燥而滋阴，中泻胃火而除烦渴，适用于热病烦渴、肺热咳嗽、阴虚消渴、阴虚两便不利等症，对妊娠腹痛、紫癜风疾者亦有疗效。

远 志

又名细草、小草、棘菀、远志肉。根形似蒿根，色黄，苗像麻而青，叶较小炙。3月间开白色花朵，根长约一尺余，远志春秋两季均可采挖，修整后洗净、晒干，生用或臭用。

远志味苦、性温，可安神益智，利心气、散郁祛痰、消散痈肿、治肿毒，凡惊悸、失眠、迷惑健忘、寒痰咳嗽、寒凝气滞者有疗效，可内服或外用均可。

柴　胡

又名山茶、菇草、芸蒿、里柴胡、北柴胡、竹叶柴胡。系多年生草木，主根粗壮，圆锥形，呈黑褐色，须坚硬，叶像竹叶状，叶面绿色，9月开花，10月间结果，呈长圆形，有果棱，根为淡红色。

柴胡分布各省，生于干燥山坡、田野、路旁处，柴胡味苦、性凉平，主治腹部胃肠结气、饮食积聚、寒热邪气，久服可轻身明目、精力旺盛，凡胃中烦热、耳鸣耳聋、腹部包块、胸肋痛、目赤头眩、湿热、黄疸等有疗效。

佩　兰

又名兰草、草佩兰、野佩兰、圆梗泽兰。系多年生草木，全株有香气，根状，茎横生。茎直立，圆柱状，叶对生，叶脉羽状，背面沿脉被梳毛，头状花白色、密集。茎顶瘦果圆柱形，熟时黑褐色，夏季花开前采全草，鲜用或晒干用。

佩兰多生于水边或低湿地，分布于我国中部、南部等地。佩兰味辛、性平，有着芳香化湿、强脾开胃、发表解暑等功效。对消化不良、腮腺炎、腰肌劳损等症有效。捣烂敷患处可治跌打肿痛等症。

天　麻

又名赤箭、明天麻。其叶似芍药，形小，其中抽出一茎，直向上伸似箭杆，高约三四尺，青红色，茎顶端结果实，待叶枯萎时，变黄色成熟。它的根达一二十枚，犹如天门冬之类的块状茎，形似黄瓜，生熟吃均可。

天麻味辛、性温平、无毒，主要功能治眩晕、头痛，对各种风湿麻痹、下肢肿胀、寒疝下血、瘫痪不遂、有助阳气、补阴气、补五劳七伤、利腰膝强筋力之效，久服益气轻身，延年益寿。

豆　蔻

又名草果、漏蔻、草豆蔻。豆蔻主要产地在岭南一带,苗似芦,叶像山姜,根似高良姜。2 月开花做穗房,生于茎的下方,嫩叶为芙蓉花,呈微红色,穗头深红色,叶逐渐展开后花随之露出,色渐变淡黄白色。豆蔻大小犹如龙眼,外皮黄白,薄而有棱峭,核仁有辛香气味。

豆蔻味辛、性温涩,主治心腹胀满、胃弱呕逆、虚疟自汗、脾肾不足等疾,对泄痢、噎膈、反胃、吐酸、燥湿、防暑吐酸、酒毒及一切冷气均有一定疗效。

连　翘

又名连壳、旱莲子、大翘子、黄花条。系落叶灌木,枝细长,呈四棱形,褐色,有白色细斑点,叶对生,叶片卵形。3～4 月间开花,黄色。7～9 月结果,果实卵球形。成熟时开裂,内有多粒种子。初熟果实蒸熟晒干备用。

连翘多生于山坡灌丛、草丛、山谷、山沟疏林中或栽培。连翘味苦、性寒,有着清热解毒、消肿的功效,可主治急性肾炎、肺结核、呕逆、便秘、血小板减少性紫癜、视网膜黄斑区出血等症。

麻　黄

又名草麻黄、川麻黄。系多年生草本,高约 30 厘米,根卧于地,小枝圆状,对生或轮生。干后截面髓部呈棕红色,5～6 月开花,8～9 月种子成熟,肉质红色卵圆形,根及根茎于秋末采挖,晒干备用。

麻黄多生于山坡、平地、河床、干燥荒地、干旱草原及固定沙丘上,常成片生长着,在东北各省及宁夏、山西、河南、河北等省区均有分布。

麻黄味甘、性平,主要功效是止汗祛热、头痛鼻塞、感冒风寒,对遗尿、咳喘、支气管炎等症有疗效。

麦 冬

又名寸冬、野麦冬、沿阶草、野韭菜、韭叶麦冬。系多年生常绿草本,地下具细长葡桃枝,须根顶端或其一部分膨大成肉质的块根。叶多丛生,花茎从叶丛间抽出,开淡紫色花朵。浆果球形,夏季切取带须的根块洗净晒干,除去须根备用。

麦冬多生于山谷溪涧或树林中,亦有栽培于庭院,全国大部分地区均有分布。

麦冬味甘、微苦、性微寒,有着养阴润肺、养胃生津、清心除烦、润肠通便之功能,对身体阴虚、大便干燥、自汗盗汗、慢性胃炎有疗效,对糖尿病也有辅助的效果。

白 术

又名山姜、山蓟、山连。白术春天生苗,青色而无枝丫。茎像蒿干状,高约两三尺,夏天开紫绿色的花或黄白色的花,根的形状像生姜,黑皮、黄白的心,中间有紫色的青液,其根及苗均可食用。

白术味甘、性温,有着和中补阳、消痰逐水、生津止渴、除湿益气等功效,对风寒温痹、风眩头痛、呕吐反胃、五劳七伤等症有疗效。

牛 膝

又名百倍、牛茎、怀牛膝、鸡胶骨、山苋菜、对节菜。牛膝系多年生草木,根细长,外皮土黄色。茎高约二三尺,青紫色,节略膨大,节上对生分枝,叶对生、叶片呈椭圆形。秋天结果实,根入药,长而柔软者为佳。茎、叶亦可作药用,冬季挖根晒干备用。

牛膝味苦、酸、性平,多产于山野路边或人工栽培。

牛膝以根作药用,主要功效是散淤血、消痈肿、小便涩痛、四肢麻木无力、腰膝疼痛等症,对口腔糜烂、月经不调、喉齿肿痛、流行性腮腺炎等有疗效。

大 黄

又名川军、生军、将军、锦纹、马蹄黄。系多年生草本,高约二米,肉质根,茎粗壮,茎中空,绿色,平滑无毛,单叶互生,粗壮长柄,柄上生白色短刺毛。叶圆形或卵形,叶面生白色短刺毛。秋季开淡黄白色花,根及根状茎入药,秋末冬初采收,去粗皮、切片、干燥备用。

大黄多生于西北、西南各省,南方高寒山区有栽培,多生于阴湿之处。

大黄味苦、性寒,主要用于泻实热、破积滞、行淤血。大黄粉可治高血脂症、急性化脓性扁桃体炎症和小儿蛔虫性肠梗阻症。

大黄粉撒于创面可治烧伤。

荆 芥

又名姜芥、假苏、鼠实、稳齿菜、四棱杆蒿。系一年生草本,茎直立,四棱形,叶对生,穗状轮伞花序,密集于枝端,苞片叶状、线形、绿色,花萼钟形。花期6~8月,果期7~9月,秋冬采根,秋采茎叶,鲜用或晒干备用。

荆芥多生于温暖湿润的山坡、田边、路旁,其味辛、性温,功效为发表、祛风、理血、止血,可用于经行吐衄、产后血晕、风寒感冒、鼻塞头痛,将荆芥穗烘干研末,撒于患处可治皮肤瘙痒。

附 子

又名乌头。附子苗高约3~4尺,茎为四棱,叶为艾叶,开呈紫青色的花,果实像桑葚,细小、黑色。在春天采摘的叫乌头,冬天采摘的便叫附子。

附子味辛、性温、无毒,它有着壮阳、温里、散寒、回阳复脉、峻补下焦之功效,对亡阳欲脱、脉微阴虚、寒湿痹痛、阳痿滑精、脘腹冷痛等症都有功效。

乌 梅

又名酸梅、梅子、白梅、梅实、干枝梅。乌梅属落叶小乔木,高可达 10 米,单叶互生,叶片呈椭圆状,宽卵形。春季开花,白色或淡红色,有香气,核果球形,熟后黄色。立夏前后采取烘后颜色变为黑色,即为乌梅。

乌梅主产浙江、福建、湖南、贵州、四川等省,其味酸、性温,它有着敛肺、涩肠、生津、止渴的功效,对胆道蛔虫症、小儿腹泻、硫黄中毒等症有疗效。用乌梅加醋捣烂敷患处可治鸡眼、白癜风、化脓性指头炎等症。

升 麻

又名周麻、绿升麻、鸡骨升麻。系多年生草本,根茎为不规则块状,多分枝,呈结节状,表面黑褐色。茎直立,有疏柔毛。叶互生,7～8 月开黄白色小花。9 月结果,果实密生。根茎秋季挖出,晒干备用。

升麻多生于山坡、草丛、林边、山旁、灌木丛中。我国大部分地区均有分布,以川蜀所产地为佳。

升麻味辛、微甘、性微寒。它有着清热解毒、发表透疹、升举阳气、安魂魄、补脾胃、行淤血、消斑疹的功效;对胸肋虚痛、游风肿毒、皮肤风邪、牙根浮肿、带下血淋等症有疗效;对脱肛、胃火、牙痛及带状疱疹亦有功效。

白　芍

又名抗芍、川芍、毫芍、白芍药。系多年生草本、根肥大，圆柱形，表面黑色或棕黄色，茎直立光滑无毛，叶互生。5～6月开花，花呈白色或深紫色，8月结果，根可入药。夏秋季采集，放入锅内煮至无硬心后除外皮晒干备用。

白芍多生于山坡、草丛或林下，全国大部分地区均有分布。

白芍味苦、酸、性微寒，其主要功效可平肝止痛、养血调经、敛阴止汗，对支气管哮喘、高血压、慢性肠炎、习惯性便秘以及月经不调者有疗效。

瓜　蒌

又名药瓜、括楼、鸭蛋瓜、瓜蒌仁、瓜蒌皮。系多年生草质藤木，生于山坡林缘、平地或水边，块根粗长柱状、肥厚，外皮灰黄色，断面白色，肉质，富含淀粉。茎有浅纵沟，叶互生，花白色，瓤果卵形，成熟时黄褐色，内有肉质瓜瓤。种子瓜子形，卵状，棕色，秋采成熟果实，置近风处阴干或晒干。深秋挖根，刮去粗皮，切断晒干或烘干。

瓜蒌分布于我国西南、中南、华南各省区。

瓜蒌味甘、味苦、性寒，其功效是清热化痰、宽胸散结、消肿痛、润肠燥，对麻疹咳嗽、乳腺炎、冠心病、心绞痛、急性肝炎、胰腺炎、流行性腮腺炎等症有疗效。

半　夏

又名守田、水王、地文、和姑、三步跳。三叶半夏，为多年生草本，块茎呈球形或扁球形，叶出自块茎顶部。5～7月开花，8～9月结果，果实卵状、椭圆形，成熟时红色。夏秋季采块茎，放入筐中放于河水中，剥去外皮洗净、晒干，即为生半夏。将生半夏浸泡1～2

天,晒干用生姜汁拌匀,加明矾粉拌匀,放缸内腌3～4天,加水再腌3～4天,洗净切片晒干,即为制半夏。

半夏生于山坡、湿地、井边、田野、溪谷、草丛或林下处。全国大部分省市均有产。

半夏味辛、性温、有毒,主治燥热化痰、降逆止咳、消瘩散结等症,对风痰眩晕、肢麻不遂、痈疽肿毒、胃气上逆等患者有疗效。

百　部

又名山百根、百条根、一窝虎虱婆药。系多年生草本,块根肉质,黄白色,纺锤形,茎下部直立,上部蔓生状,叶4片轮生,叶片呈卵状,披针形。5月开花,块根入药。初春或暖秋采挖洗净去须根,沸水浸烫至刚透力度晒干即可。

百部多生于向阳山坡、林下,分布于南方各省区。其味甘、苦、性微温,有着润肺、止咳、杀虫、止痒的功效;对百日咳、肺痨咳嗽、慢性咽炎、气管炎有疗效。将百部用酒精浸泡,擦患处可治酒糟鼻、头虱等症。

红　花

又名红蓝花、草红花、刘红花。一年生草本,茎直立,茎部木质化,叶互生、质硬、花序大、花托扁平,管状花多数通常两性,橘红色,果期8～9月,花可入药。5～6月当花瓣由黄变红时采摘,晒干或烘干即可。

红花性温、味辛,有着活血通经、去瘀止痛的功效,对关节炎、冠心病、心绞痛、红斑、痛经及产后腹痛等症有疗效。

独　活

又名羌活、羌青、独摇草、长生草。独活以蜀地出产者最佳,它春天生苗,叶子像青麻。6月开花,为丛生,或紫色,或黄色。

独活味苦、甘、性平、无毒。独活利五脏、伏水气、治风寒、湿痹、腰脊疼痛、颈项难伸等。凡风寒所击、金疮所伤、头旋目赤、痈疽败血等症有疗效,中风不语、热风瘫痪、风火牙痛者常用独活治之。

麦 芽

又名大麦芽、大麦毛、麦蘗。它为发芽的大麦硕果,取成熟饱满的大麦,冷水浸泡一天捞出至筐内,上盖蒲包,每天洒温水2～3次,待芽长出1～1.5厘米时,取出低温干燥,生用或微炒黄用。

麦芽味咸、性平,生用消食、疏肝回乳,炒黄增强开胃消食之用。主治消化不良、腹胀、胆固醇增高症。将麦芽干燥磨粉制成糖浆连服可治病毒性肝炎有效。

贯 仲

又名贯众、管仲、草鸡头、昏鸡头、黑狗脊。系多年生草本,根状茎直立,连同叶柄茎部密生,棕褐色大鳞片。叶片斜披针形,孢子囊群分布于中部以上的羽片上。春天采挖削去须根及叶柄晒干或鲜用。

贯仲生于林下阴湿处,全国各地有生长。其味苦性凉,有小毒。其功效主要是清热解毒、止血杀虫,对流行性感冒、急性睾丸炎、颈淋巴结核、鼻出血等有疗效。

厚 朴

又名油朴、淡伯、重皮、亦朴。系落叶乔木,树皮褐色,不开裂,叶互生,叶片圆状或卵形,先出叶后开花,花瓣表面棕红色。5～6月开白花,8～10月结果,果实为聚合果,树皮于4～6月剥取晒干备用,花亦可入药,春季采摘晒干用。

厚朴味苦、辛、性温,多生于山地、林间或栽培。

厚朴主要功效是健脾、燥湿消痰、下气除满、理气止咳,对食积腹胀、痢疾、肠炎、消化不良等症有疗效。

橘　梗

又名白药、梗草、苦梗、利如、苦橘梗。系多年生草木,苗高约一尺,茎干粗如筷子,叶从地上四向丛生。7～8月开花,8～10月结果呈侧卵形。根在春、秋两季采挖,浸于水中,除去外皮晒干可用。

橘梗性平、味甘辛,野生于山坡草丛中,我国大部分地区均有分布。

橘梗主要功效是开宣肺气、祛痰排脓、除鼻塞、利五脏、促下痢、去邪气,对胸肋疼痛、腹满肠鸣、咽喉痰聚等症有疗效。

桑　叶

又名桑、家桑、冬霜叶、跌扇子、霜桑叶。系落叶乔木,高3～6米或更高,通常灌木状。树皮黄褐色,枝灰白或灰黄色,细长疏生,嫩时稍有柔毛,叶互生,卵形或椭圆形。花与叶同时开放,黄绿色。浆合果腋生,肉质,有柄,深紫色或黑色。花期4～5月,果期6～7月,10～11月间采收,除去杂质晒干。

桑叶以江浙一带较多,其他各地均有栽培。

桑叶味甘苦、性寒,其功效主要是对祛风清热、凉血明目、头目眩晕、盗汗、神经衰弱、目赤流泪、高血压等症均有疗效。

射　干

又名乌扇、金锁匙、铁扁担、老君扇、冷水丹、金蝴蝶、鱼翅草。系多年生草本,根茎鲜黄色,须根多而粗壮,茎直立,茎生。叶二列扁平、剑形,茎叶脉平行。夏季抽出1米左右的茎,总状花序顶生,果实椭圆形,黑色的种子近球形。秋冬采根茎,晒干。

射干生于山坡、旷野。其味苦、性寒,主要功效是解毒利咽、祛痰止咳,对跌打损伤、咽喉炎、乳糜尿、肺热咳喘、多痰有疗效。

藿　香

又名上藿香、野藿香、广藿香。系多年生草本,全株有着芳香气。茎直立,四棱形,略带红色柔毛及腺体。叶对生,叶柄细长,叶片卵形。花小,密集茎顶,成圆筒状花穗,紫色、淡紫色或白色,小坚果倒卵状,三棱形,黄花。夏季花初放时采全草,阴干备用。

藿香生于山坡、路边,我国南方各省均有分布。其味辛微温,其功效为芳香化湿、开胃止呕、发表解暑,对中暑呕恶、胸闷腹泻、暑湿发热、脾虚、头痛及无黄疸型肝炎有疗效。

沉　香

又名蜜香、沉水香。它树皮呈青色,叶似橘叶,经冬不凋,夏季开花,色白,秋季结果槟榔,大如桑葚,紫而味辛。它的种类很多,唯有沉水的才可入药,故名为沉香。

沉香味辛、性温、无毒。主治风水肿毒、心腹疼痛、各种疮肿、气逆喘息、大肠虚闭、皮肤瘙痒等症。沉香能补五脏、益精气、暖腰膝与调中壮阳。

甘　草

又名甜草、美草、甜根子。系多年生草本,根茎圆柱形,主根甚长、粗大,外皮红褐色,茎直立,稍带木质,叶片多卵形。花期6～7月,花密集,花萼钟形。7～9月结果,种子扁圆或肾形,黑色光滑。甘草的根和根状茎入药。

甘草多生于向阳干燥的草原、砂质土地,以东北、华北、西南等地为多。

甘草性平味甘,其功效为和中缓急、润肺解毒及调和诸药。

甘草与半夏、茯苓、陈皮相配水煎,可治咳嗽、多痰、胸闷、呕吐、心眩心跳;甘草焙干研末可治尿崩症;生甘草水煎服还可治过敏性紫癜等症。

薄 荷

又名苏薄荷、南薄荷、外阳菜、夜息花、蕃薄荷。系多年生草本。生于低山阴湿处,单叶对生,长圆形,边缘尖锯齿,两面有疏短毛,下面有腺鳞,花小,淡红紫色。2月间宿根长出苗,清明前后可分植。方茎赤色,全株有清凉浓郁的香气,夏秋割取地上部分,阴干即可。

薄荷辛凉、无毒,有着疏散风热、清明目、利咽喉、透疹毒之功效,对感冒、咳嗽、发热、火眼、咽痛及急性结膜炎等有疗效。

续 断

又名川断、接骨、山萝卜。系多年生草本,根圆柱形,表面黄褐色。茎直立,中空,叶丛生,叶片琴状、羽裂。7～9月开花,花白色或淡黄色。9～11月结果,果实倒卵柱状,包藏在总苞内,根于秋季采挖为佳,晒干备用。

续断多生于山坡、路旁、草地、林边、田野沟边等处,味苦、辛,性微温,有着补肝肾、强筋骨、绕折伤、利关节、安胎、上崩漏等功效,对筋骨痛、跌打损伤、水肿、外伤出血、白带等症有疗效。

葛 根

又名粉葛、葛条根、葛子根。为多年生藤本,长达10米,块根肥厚,叶互生。秋季开花,果期8～10月,块根、叶花、种子均可入药。初春、晚秋采挖块根,洗净,刮去外皮切片、晒干。

葛根多生于山坡草丛阴湿地,分布在全国大部分省区。

葛根味甘、辛，性平，有着解肌透热、去津止渴、透疹止泻等功效，对痢疾、高血压、冠心病、跌打损伤、视网膜炎等症有疗效。

锁 阳

又名不老药、锈铁棒、黄骨狼。系多年生寄生草本。茎肉质肥厚、圆柱形、叶鳞片状、卵圆形或三角形。6～7月开花，暗紫色或紫红色，7～8月结果，果实球形，有硬壳状果皮，肉质茎于春季采挖为佳，除去花序切段晒干用。

锁阳多生于沙丘及干燥多沙地带或多寄生于植物红柳和白刺的根上，分布在青海、甘肃、新疆、宁夏、内蒙古、陕西等地为多。

锁阳味甘、性温，有着补肾阳、益精血、润肠通便之功效，对肾虚遗精、阳痿滑泄、腰膝酸软及泌尿系统的尿血等有疗效。

紫 苏

又名苏叶、红紫苏、野紫苏，为一年生草本。茎直立，四棱形，叶对生，有长柄，叶片卵圆形，茎叶有芳香气。夏秋开花，坚果小，夏秋采叶，深秋采梗、子，晒干。

紫苏多生于山坡、路旁、庭院及栽培，在我国长江流域至南方各省均有分布。

紫苏味辛、性温，有着行气和胃、发汗解表、解鱼蟹毒之功效，对风寒感冒，下肢水肿、腹痛呕吐及鱼蟹中毒有疗效。

白 芷

又名白茞芳香、泽芳、香白芷、走马芷。系多年生草本，根长达一尺余，白色，枝干离地五寸以上。叶互生，7～8月开白花，8～9月结果，果实长圆形，近海绵质，根可入药，夏秋间采挖晒干备用。

白芷多生于林下、河岸、溪旁、山谷草地等处，其味辛性温，有着散风除湿、通窍止痛、消肿排脓之效。研末敷患处可主治膝关节积水、下肢溃疡、烧伤；煎服可医治肝硬化腹水、头风痛、眩晕、感冒风寒等症，对伤寒及蛇毒、刀箭等伤毒也有很好疗效。

五味子

又名会及、玄及、荎藸、五梅子、北五味子、辽五味子。系落叶木质藤本。茎皮灰褐色，叶互生，卵形，三四月份开花，7 月结果，因其皮肉甘酸、核辛苦咸，故称五味子。秋季果实成熟时采摘晒干或蒸后晒干，除去梗及染质，生用或经腊蜜拌蒸干用。

五味子味酸性温，多生于阳坡杂木林中，缠绕在其他植物上。我国东北、华北、湖南、四川等地为多。

五味子有着固涩、益气生津、补肾宁心、明目、止渴、消肿、壮骨等功效，对久咳肺胀、阳事不起、盗汗遗精、气喘呕逆等症有疗效。

女贞子

又名冬青子、鼠梓子、白蜡树子。系常绿大灌木或小乔木，高达 10 米，叶对生，叶片呈卵形。花白色。密集于枝顶，浆果状，熟时蓝黑色。冬至节前后采集果实，蒸熟晒干，叶鲜用，随用随采。

女贞子分布在华南、华东、华中及西南等省，多生于山野疏林中或栽培于庭院，其味甘、苦，性凉。

女贞子有着补养肝肾、清热明目等功效，对身体虚弱、腰膝酸软、阴血不足、视力减退、虚损、消肿及呼吸道感染等症有疗效。

决明子

又名千里光、狗屎豆、羊角豆、夜关门、草决明、猪屎兰豆。系一年生草本，茎直立，叶互生。6～8 月开花，9～10 月结果。荚果弓形弯曲，被疏柔毛，种子菱形绿色、有光亮，其叶、种子均可入药，秋季采收晒干备用。

决明子多生于山坡、河边或栽培,全国大部分省区均有分布。

决明子味甘、苦、咸,性微寒,有清热明目、润肠通便之功效,对高血脂症、习惯性便秘、风火眼疾、麦粒肿、口腔溃疡、阴道炎症有疗效。

菟丝子

又名玉女、赤网、菟缕、菟芦、野孤丝、金线草等。菟丝子夏天生长,缠绕在其他草梗之上,寄生于空中,无叶,花呈白色微红,有香味,果实犹如秕豆为黄豆,以生长在地梗上为最佳。

菟丝子味辛、甘,性平,有益气、强阴、健骨、益髓、消渴、润心肺、补肝脏等功效,对腰膝冷痛、五劳七伤、口枯燥渴、泄精、尿血等症有疗效。

复盆子

又名毕楞伽、大麦莓。复盆子4、5月成熟时呈红色,多生于山中,其味酸甜,外形似荔枝,大小如樱桃,软红。成熟时应及时采摘,如过于成熟便易在枝条上腐烂并生蛆。

复盆子味甘,性平,无毒。有着轻身益气、强阴健阳、安和五脏、温中明目、乌发、壮肾的功效,对阳痿、虚渴、肺气虚寒等症有疗效。

鱼腥草

又名臭菜、狗腥草、臭灵丹、折儿根、蕺菜。系多年生草本。有腥臭味,地上茎直立,呈紫红色,茎叶肥嫩,有着"天然抗生素"之誉称。

鱼腥草,味辛,性微寒,归肺经,多产于山坡、林下、草丛、水沟旁、田埂阴处或洼地边,我国长江以南的山地常分布。

鱼腥草有着清热解毒、利尿消肿之功效,主治肺炎、热痢、疟疾、水肿、淋病、白带、痔疮、湿疹、脱肛、疥癣等症。与其他药物合用还可治疗百日咳、痢疾、腮腺炎、阴囊湿疹、牙痛等症。

车前草

又名车前、尿不通、鸭脚板、牛甜菜、车轮菜、虾蟆草、牛遗、地衣、牛舌草等。系多年生草本，春初生苗，叶簇生地上，卵形或椭圆形，有狗尾样的长穗，花青红色，果实红黑色像葶苈，种子细小黑褐色，草与种子均可入药，夏秋采摘全草鲜用或晒干用。

车前草多生于田边草地、路旁，我国南北多省均有分布。它味甘，性寒，有着清热解毒、凉血之功效，对肺热咳嗽多、流行性腮腺炎、口腔糜烂、白带等症有疗效，用鲜车前草捣烂敷患处可治外伤出血、鸡眼等症。

仙鹤草

又名路边黄、毛鸡眼、龙芽草、脱力草、子母草。系多年生草本，全株有白色长毛，茎出自根端，叶互生，变季开黄色小花，瘦果小，包在有沟刺的花萼内，全草入药，四季可采，晒干用。

仙鹤草多生于田野、路旁等处，我国大部分地区有分布。仙鹤草味苦涩，性平，有着止血、解毒、止痢、杀虫等功效。对痢疾、腹泻、湿疹、滴虫性阴道炎、口腔溃疡、血小板减少性紫癜及支气管扩张所致的咯血等有疗效。

白茅根

又名茹根、甜草根、茅草根、寒草根、丝毛草根、百花茅根。系多年生草本，丛生，直立，叶多丛集茎部，叶鞘无毛，花黄色，夏秋挖根，晒干备用。

白茅根多产于路旁、山坡、草地上，全国多地均有分布。它性味寒、味甘，有着止血、清热利尿的功效，对黄疸性肝硬化、腹水、肺结核、咳血、血尿、病毒性肝炎、乳糜尿及肾小球肾炎等症有疗效。用白茅根花敷伤口,可治刀伤出血。

何首乌

又名地精、红内消、马肝石、小独根。系多年生缠绕草本,根细长,末端成肥大山块根,茎基部多呈木质,叶互生,10月开小花,褐色,根茎入药,春秋季可挖,秋季割茎藤,切段晒干或烘干,即为"夜交藤"。用煎好的黑豆汁与黄酒加入何首乌拌匀,隔水蒸,使之成棕褐色,晒干即为"制首乌"。

何首乌多生于草坡、路边、山坡石隙及灌木丛中,我国中部、东南部、西南地区均有分布。

何首乌味苦、甘涩,性微温,有补肝、益肾、养血、祛风的功效。可主治疟疾、失眠、肝肾亏虚、头晕眼花、腰腿酸痛及头发早白等症。

金钱草

又名铜钱草、地豆公、大金钱草。系多年生草本,茎横队,叶面无毛,叶背有灰白绒毛,两性花,花冠蝶形,紫红色,荚果披短毛,花期在秋季、夏秋两季采收晒干备用或鲜用。

金钱草多生于丘陵、坡地、路旁或沟边,我国绝大部分省区均有分布。它味甘,性平,无毒,有着活血消积、清热利尿、去淤的功效,对泌尿系统结石、痔疮、痢疾、血尿等有疗效,捣烂敷患处可治痈肿疔疖及乳腺炎。

夏枯草

又名铁色草、白花草、胀饱草、六月干、灯笼头、大头花。系多年生草本,茎方形,茎部匍匐,全株密生细毛,叶对生,全缘有锯齿形,花亭顶生呈穗状,小坚果褐色,长椭圆形,花期5～6月,果期

6～7月。夏季当果穗半枯时采下晒干。

夏枯草生于荒地、路边或山坡草丛中,我国大部分地区均有分布。它味苦、辛,性寒,有着清肝、散结等功效,对胸膜炎、肺结核、淋巴结核等症有疗效。

威灵仙

又名一把锁、老虎须、铁脚威灵仙。系多年生缠绕木质藤本,全株干后变黑色,根茎呈柱状,叶对生,6～9月开白花,8～11月结果,果实扁卵状,果实顶端有白色羽毛,秋采根及根茎鲜用或晒干备用。

威灵草多生于荒坡、村旁、沟边、山坡等处,我国中原长江中下游以南地区均有分布。它味辛、咸,性湿,有着祛风除湿、通络止痛、消淤肿等功效。对胃痛、呃逆、风湿性腰痛、急性扁桃体炎、肺炎、荨麻疹等症有疗效。

骨碎补

又名猴姜、岩姜、鸡姜、猴掌姜。系多年生卓本,根茎粗壮肉质,为生姜状,叶有两种形状,不生孢子囊的叶无柄,生孢子囊的叶有短柄,根茎全年可采挖,除去泥沙,燎去茸毛,鲜用或开水烫后晒干或切片蒸熟后阴干用。

骨碎补多附生于树皮上、岩石上、墙上或瓦上阴湿处,长江中下游以南诸省为多。它味苦,性温,有着补肾、强壮、止痛、去淤、活血之功效,对跌打损伤、挫扭伤、肾虚、牙痛、脱发等有疗效。

肉苁蓉

又名肉松容、黑司令。肉苁蓉的根长达一尺多,3～4月间挖出它的根,将其中间部分截取 3～4 寸许,用绳子穿起来阴干,待 7～8月间使用。肉苁蓉生时似肉,扁宽形,柔润,多花,其味甚鲜。

肉苁蓉生于北方,其形短而多花。

肉苁蓉味甘,微温,无毒,主要功效是强阴、益精气,大补壮阳、养五脏、暖腰膝、长肌肉,对五劳七伤、男子泄精不举、女子脱阴不孕、带下阴痛等症有疗效。

蚊床子

又名蛇床仁、蛇床实、野胡萝卜子。系一年生草本,根圆锥状,细长,茎直立,叶互生,4～7月开白花,6～10月结果,果实长圆形,果棱翅状,果实于夏秋两季成熟时采收,除去杂质,晒干备用。

蚊床子多生于草地、河边湿地、田边、路旁、沟边、低丘陵地,分布于我国东北、华北、西北、华东、中南、西南多省。

蚊床子味辛、苦,性温,有小毒,它有祛风燥湿、温肾壮阳、杀虫的功效。对肾虚、阳痿、遗精、尿频者,用蚊床子配伍可治。将蚊床子水煎洗患处可治阴道炎、湿疹、阴囊湿痒、妇女白带、过敏性皮炎、手足癣等症。

刺五加

又名五加、刺三甲、五甲皮。系直立或攀援状落叶灌木。根皮黄黑色,肉白色,枝灰棕色,掌状复叶在长枝上互生,夏秋开花,果实扁桃形,黑色种子半圆形而扁,淡褐色,夏秋采挖其根,抽去木心晒干或干用。

刺五加多生于山坡、路旁、村落中或灌木丛中,我国大部分省区有分布。

刺五加味辛,性温。有祛风除湿、强筋壮骨、活血祛淤的功效。刺五加对肾虚腰痛、风湿、阳痿、早泄遗精、脾胃虚弱及糖尿病、高脂血症有疗效,捣烂外敷可治跌打损伤。

半边莲

又名蛇利草、细米草、急解素。系多年生小草本。全株光滑无毛,有乳汁,茎细弱,直立或匍匐,茎部横卧地上,节上生根,叶互生,1～8月开花,8～10月结果,全年采全草,晒干或鲜用。

半边莲多野生于坡边,田边湿润地,我国长江流域多省及南部多省有分布。它的味微辛,性凉,有毒,其功效是清热解毒、利尿、治疮疡。对疗疖、毒蛇伤、肝硬化、野菌中毒及百日咳等有疗效。

辛荑花

又名木乔兰、春花、木苤、望春花、紫玉兰。系落叶齐木。树皮淡灰色,叶互生,叶片椭圆状坡针形,9月果实成熟种子鲜红色,冬末春初未开放时采摘阴干备用,它多生于山林间或栽培于林落庭园中。

辛荑花味辛,性温,有散风热、通鼻窍的功效,对鼻窦炎、牙痛及风寒感冒头痛有疗效。

两面针

又名入山虎、上山虎、山胡椒、红花椒、两背针、入地金牛。系常绿藤状灌木,根皮淡黄色,茎枝和小叶两面中脉有钩刺,春季开白花,腋生伞房状圆锥花序,果球形,熟时呈紫红色,全年可采根。

两面针多生于丘陵、荒坡的灌木丛中,我国南部多省有分布。两面针味辛,性平,有着祛风化湿、活血祛淤、消肿止痛、解毒等功效。对跌打扭伤、牙痛、风湿骨痛、慢性胃炎、痢疾、外感风热、吐泻等症有疗效。

淫羊藿

又名千两金、铁菱草、铜丝草、三枝九叶草。系多年生草本。根茎长，横走，质硬，须根多，叶面无毛，3月开白花，秋季结果，卵圆形，内有多数黑色种子，地上部分于夏秋季采收，晒干用。

淫羊藿多生于阴湿的山沟中，我国山西、陕西、甘肃、青海、广西、湖南、安徽等省有分布。

淫羊藿味辛、甘，性温，有着补肾壮阳，强筋骨，祛风湿之功效，对肾虚、阳痿、男子精少、夜尿多、手足麻木及关节炎、慢性气管炎等症有疗效。

绞股蓝

又名小苦药、甘茶蔓、小母猪油、公罗锅底。系多年生攀援草本，叶互生，鸟足状，浆果球形如豌豆，种子阔扁形，8～9月开花前，采收晒干或鲜用。

绞股蓝多生于山谷密林、丘陵或山地阴湿处，我国秦淮以南多省区均有分布。其味苦，性寒，无毒，有着消炎解毒、止咳祛痰、降压抗癌的功效。对慢性肝炎、气管炎、糖尿病、高血脂及动脉硬化症等有疗效，还可预防恶性肿瘤改善症状等作用。

合欢皮

又名合昏皮、夜合皮、合欢木皮。系落叶齐木。树干灰黑色，叶互生，6～8月开淡红色花，8～10月结果，荚果扁平、黄褐色，种子褐色椭圆形，夏秋间采集，剥下树皮，晒干备用。

合欢皮多生于山坡、野外或栽培，华南、西南、华东、东北、华北等地均有分布。它味甘，性平，有着解郁、宁心、和血、消肿痛之功效。对止痛、矽肺、跌打损伤、蜘蛛咬伤及小儿多动症等有疗效。

土茯苓

又名过山龙、山归来、冷饭团、仙遗粮、山猪粪、草禹余粮。系攀援状灌木。根茎块状,叶互生,茎上有小斑点,根像鸡蛋,连缀而生,7～8月开花,9～10月结果,浆果球形红色,其根茎可入药,秋季采挖晒干或切片晒干备用。

土茯苓多生于山坡、荒山或林边半阴处,分布于江浙、福建、广东、湖北、四川、贵州、安徽等省。它味甘淡,性平,无毒,有着除湿解毒、利关节、调中止泄、健胃脾、祛风湿、强筋骨等功效。对肾结核、淋巴结核、肺脓肿、咽喉肿痛、梅毒等有疗效,还可治疗牛皮癣等。

吴茱萸

其树高达丈余树枝粗壮,皮青绿,叶长,有皱折,3月间开紫红色细花,7～8月间结果实,果实像椒子,且聚成一簇,嫩时有微黄色,熟时呈深紫色,果中无核。

吴茱萸味辛,性温,有小毒。其功能是温中下气、止痛、除湿、去逐邪风、咳嗽呕吐、疏经活络等。对血滞引起的肢体麻木、疼痛、消化不良、冷气腹痛、疝气等有疗效。

淡竹叶

又名竹叶、山鸡米、竹叶麦冬。系多年生草本。有木质缩短的根茎。叶互生。3～4月生苗,茎细叶绿,根长达几十条须,须上结子,与麦冬一样,随时可采集。8～9月抽茎,结细小而长的穗,根苗捣叶和米作酒曲,有浓烈的芳香,茎叶或全草于夏末抽花穗前可采收,除去杂质,晒干用。

淡竹叶多生于山坡、林下阴湿处,其味甘、淡、性寒,有着清热利尿、生津止渴、除烦清心的功效,对小便淋沥疼痛、咽喉肿痛、感冒发热、黄疸及乙型脑膜炎等症有疗效。

枇杷叶

又名巴叶。系常绿小乔木,高3～8米。茎直立,单叶互生,长椭圆形至倒卵状披针形,上面深绿色有光泽,背面密被锈色绒毛。花淡黄白色,浆果熟时橙黄色,全年采叶鲜用或晒干用,用时刷去叶背面的绒毛。

枇杷常栽培于林旁平地或坡地,也有野生于山上者,其味苦、性微寒,有清肺止咳、降逆止呕的功效,对咳嗽、痰稠、风热感冒、声音嘶哑、痱疹、衄血及绕虫病、乳房胀痛有疗效。

刘寄奴

又名四季菜、白花蒿、鸭脚艾、鸭脚菜。系多年生草本。揉碎有香气,茎直立,叶互生。8～9月间开白花,9～10月结果,果形似倒卵形,地上部分夏季开花时采割。鲜用或晒干备用。

刘寄奴多生于林边、田边、路旁草丛中,我国大部分省区有分布。它味微苦、辛、性温,有活血散淤、祛风止咳、利湿解毒、通经止痛的功效,对外伤出血、火伤、跌打损伤、黄疸、慢性肝炎、月经不调等有疗效。

益母草

又名益母、月母草、扒骨风、野天麻、苦低草、野油麻。系一年生或二年生草本。茎直立,方形,叶对生。6～8月开花。7～9月结果,褐色。夏季旺长,花未开时割去地上部分晒干。

益母草生于田埂、溪边、山野、荒地等处,我国大部分地区有分布。它味辛、苦、性凉、无毒,有着活血、祛痰、调经、消水的功效,对闭经、痛经、妇女不孕症、子宫出血、急性肾炎、眼睛红肿等症有疗效。

鸡血藤

又名大血藤、血凤藤、血龙藤、猪血藤、过岗龙、血风藤。系密花豆攀缘灌木,茎无毛,花白色,荚果成刀状,披绒毛,有网脉。其藤、茎可入药,全年可采截为小段晒干备用。

鸡血藤生于林中或灌丛中,分布于云南、广西、广东等地。它味甘、辛、性温,有活血、舒筋、去湿等功效,对跌打损伤、关节风湿疼痛、手脚酸麻、血虚闭经、急性乳腺炎等症有疗效。

附录一　花卉的药用与保健

花卉——天然的保健医生

　　据科学家测定,花卉在缓和太阳的辐射热、降低温度、调节气候、提高湿度、消除噪音上立有汗马功劳。

　　室内的盆花通过光合作用吸收的二氧化碳,比它通常放出的二氧化碳多 20 倍;石榴花可以减少空气中的含铅量;玉兰、桂花可以减少空气中的含汞量;夹竹桃可以吸收空气中的氯气;美人蕉可以吸收空气中的氟;绣球花、蜡梅花、紫薇花、栀子花等都有较强的吸尘作用。

　　至于直接用来治疗人类疾病的花卉更是比比皆是。例如菊花可治肝热、头痛、眼疾;槐花可治高血压、冠心病;唐菖蒲花可治醉酒;桂花可以治咳喘;月季花可以治瘰疬、解毒消肿;蔷薇花可治关节炎、小便失禁;茉莉花可治角膜炎、白翳病;凤仙花可治蛇伤、鹅掌疯;木槿花可治痢疾、除湿热;丝瓜花可治支气管炎;鸡冠花可治泻痢、白带过多;金银花可清热解毒、抗菌;芙蓉花可治疖肿;玫瑰花可治吐血、咯血;除虫菊可治疥癣;合欢花可治失眠;玉兰花可治鼻炎。在我国药物大典——《本草纲目》中列举可供药用的花卉,更是数不胜数。

历史上不少关于长寿的记载与菊花有关。如蜀中"长寿源"、南阳"菊潭水"等,皆因周围植有大量菊花,经雨水浸渍后,其生理活性物质流入潭中,居民长年饮用之故,民间至今仍有"甘菊花露"饮料。近代医学中用菊花制成菊花糕、菊花饮、菊花酒、菊花露、菊花粥、菊花延年益寿膏等保健药物,临床证明对扩张冠状动脉、增加血流量、增强心脏收缩能力、延年益寿均有很好的效果。至于利用菊花作枕,加陈艾叶作护膝、护腰、护背等也很常见。

科学研究发现,花香有着祛病健身的功效。近些年来国外出现了一种既不用药又不用复杂器械的"花香疗法",只需一张舒适的软床,让某些疾病患者躺在百花园中的软床上嗅闻花香,便可达到治疗疾病的效果。

其次利用花香防病治病,我国古已有之,如利用花香防治呼吸道传染病、水痘、腮腺炎、猩红热等疾病。近些年来出现的"药枕疗法"、"香枕疗法"也是利用花香治病的好方法。

菊花的保健和抗污

深秋季节,百花逐渐凋落草木开始枯萎,而千姿百态的菊花却生趣盎然吐艳飘香。碧云天,黄花地,一派秋光,显得更加清丽。

菊花在我国已有三千多年的栽培历史。李时珍说菊花有九百品,清初《广群芳谱》中载有三四百种,近代已知整个菊科竟达一万五千余种,真是蔚然壮观。菊花颜色甚多,花茎有八厘米以下的小菊与十二厘米以上的大菊,花瓣有单、复瓣,其形状有手瓣、匙瓣、管瓣;瓣姿有卷抱花心、纷披下垂、俯仰伸缩。传统的菊花颜色朴素,形状简单,由于饲养栽培中的变异,衍化出富丽繁缛的品味来。

菊花高洁、清雅的风骨气韵，为历代文人墨客所赏识；陶渊明的"采菊东篱下，悠然见南山"、"怀此贞芳姿，卓为霜下杰"的诗句流传千古；唐元稹的"秋丛绕舍似陶家，遍倚篱边日渐斜，不是花中偏爱菊，此花开尽更无花。"使人联想人生的短促，从而更爱惜时光；唐、元农民起义领袖黄巢和朱元璋笔下的菊花，更具有着战斗的精神和品格，黄巢的"待到秋来九月八，我花开后百花杀，冲天香阵透长安，满城尽带黄金甲"。朱元璋的"百花发，我不发，我若发，都骇杀。要与西风战一场，遍身披就黄金甲"。清人丘逢甲的《野菊》诗，把菊花的淳朴自然，孤傲不群的情操，揭示无遗："淡极名心宜在野，生成傲骨不依人，陶潜死后无知己，沦落天涯为早神。"现代赞美菊花风骨气韵的咏菊诗，如陈毅所写"秋菊能傲霜，风霜重重恶，本性能耐寒，风霜其如何！"也写出了菊花的高洁隽逸不同俗流。

菊花不仅是美好品格的象征，还有保健延年的功用。屈原《离骚》中写"夕餐秋菊之落英"，无疑为我国最早食菊的记载，史书上也记载："蜀人多种菊，以叶入菜，花可入药"。诗人苏东坡、郑燮、韩琦等留下的"南阳菊花多耄旧，此是延年一枝花"、"莫嫌老圃秋容淡，犹有黄花晚节香"的诗句，李时珍《本草纲目》中记述："菊花性微寒，入药能清肝醒目，散热祛风，降压医疮"，都说明菊花之保健功效。民间有菊花露、菊花羹、菊花糕等用菊花制成的保健食品。现代医学研究证明，菊花含有腺碱、胆碱、氨基酸、各种维生素与挥发油等，对各种细菌、病毒、真菌都有抵抗作用，并能扩张冠状动脉、增加血流量、减慢心率、降低血压、增强心脏收缩力的作用，中医把菊花列为眼科要药，用以治疗各种目疾。

历史上有不少关于长寿的记载同菊花有着密切关系，如蜀中"长寿源"，南阳"菊潭水"等等，均因同周围植有大量菊花有关。由于那些菊花经雨水浸渍后，其生理活性物质流入潭中，品之甘美，尝之芳香，居民常年饮用，一般均能"上寿百二三"，民间迄今仍有饮甘菊花霜的风气，持之以恒，也是可以获延年之效的。

甘菊是品尝珍品，因此世间有菊花饮，菊花酒、菊花延年膏等应运而生。"二朵菊花一撮茶，清心明目有寿加"的民间谚语，更说明了菊花的药用效益。

菊花作枕可清醒头脑，健眼明目，加决明子与白菊花开水浸泡后作茶饮，对目晕眼花、近风流泪与高血脂有很好功效，如用菊花、金银花、薄荷各十克泡茶饮，可治风热头痛，菊花、山楂泡茶饮，可治高血压症；用菊花加艾叶作护膝，可治膝风疼痛；用来护腰背，也有同样效果。

特别是菊花还有吸收空气中有害气体的功能，被称为"空气中的卫士"。据科学观察研究，菊花不畏烟尘污染，对于一些有害气体有不同程度的吸收和净化能力。尤其是母菊花，在使人生畏的较高浓度的二氧化硫的空气中竟能茁壮成长、枝叶并茂，比其他植物抗污和净化能力强许多。因此，在居民家中、小区多栽种菊花，对净化空气和人体健康很有好处。

九大名花与药用

花中皇后月季　姿色秀艳、花卉纷繁，宋代诗人徐积赞咏道："谁言造物无偏处，独遗春光住此中，叶里深藏云外碧，枝头常借日边红。"传神地刻画了这一名花的风采。月季的药用价值颇高。它性温、味甘，李时珍在《本草纲目》中说此花主治活血、消肿、解毒，现代中医也用它来治月经不调，烫火伤，瘰疬疾病。

"花中之王"牡丹　它有红、白之分，花香扑鼻。李白咏白牡丹诗中说："云想衣裳花想容，春风拂槛露华浓；若非群玉山头见，会向瑶台月下逢。"牡丹性凉，味辛苦，它可清热、活血、镇痛，以牡丹花、红花各 5 克,水煎饮可治妇女月经不调症。

"花中魁首"梅花　它俏丽端庄,傲霜怒放的不屈形象表露无余。它不仅是观赏佳品,还是解暑、生津、顺气、止咳、解毒、生肌的良药。其花朵可提取芳香油与入药之用,水煎服可舒肝、除烦、和胃、化淤。

"花中西施"杜鹃　又名映山红,花开时节,群山尽染,绚烂瑰丽。诗人杨万里咏诗道:"泣露啼红作么生,开时偏值杜鹃声,杜鹃口血能多少,恐是征人泪染成"。诗人将杜鹃花与杜鹃鸟共吟绘于诗画之中,令人浮想联翩。杜鹃花性温,味酸甘,可用作化痰止咳,理气和血,祛风利湿,治腹痛,痢痔出血及内伤咳嗽,并可用于制杀虫剂。

"花中君子"兰花　在我国栽培历史达 2000 多年,它淡雅飘逸幽香四溢,明诗人余同麓赞颂道:"手培兰蕊两三载,日暖风和次第开,坐久不知香在室,推窗时有蝶飞来。"兰花有春兰、夏兰、秋兰、冬兰四种,是供观赏的最华丽的花卉之一。有"绿色宝石"之誉称。"一枝在室,满屋飘香"美化环境情趣倍添。兰花性平、味辛,清肺解毒,凉血止血,可治久咳不愈,此外,还可提炼成香精、香油,是轻工业、医药业的可贵原料。

"花中珍品"山茶　又名玉茗、曼陀罗,其品种名色颇多。宋代俞国宝诗中所云:"归来不负西游眼,曾识人间未见花。"这是诗人从南京看了许多烂漫的山茶花,自庆眼福不浅有感而发的诗。山茶花性凉味甘,有着补肝,润肺,凉血止血,散淤消肿之疗效。

"水中芙蓉"荷花　它清爽恬淡、高雅、亭亭玉立、婀娜多姿,为人们所喜欢。李白诗中云"清水出芙蓉,天然去雕饰",便是歌咏它坚贞不屈的圣洁形象与君子风度。荷花全身是宝,亦可做药,其花有清暑解热之效,是盛夏饮料中的佳物,内服还可止血,宁神,外洗有治疱疮作用,且有"益色驻颜"的美容效果,荷叶煎汤或泡水代饮,能"散淤血"、"令人瘦";其莲子有抗鼻咽癌的物质与安神、宁心,健脾、固精作用。此外,还可治白浊、崩漏、带下等症,是妇科之良药。莲子芯,可清心除烦,荷叶、莲瓣、莲梗、莲须,也都有很高的药用价值。

"秋风送爽"桂花 其香味浓郁远溢,有着"天香入骨"之美称。它四季常青,树姿优美,古人常把桂花与月亮联系在一起。诗人杨万里有诗说:"不是人间种,移从月里来;广寒香一点,吹得满山开。"桂花一直被历代人们作为食品调料,其实其药用价值也很高,桂花的根和根皮(桂树根)、果(桂花子)、花均可入药。祖国医学称它有着化痰、散淤、健脾、益肾、舒盘、活络之疗效。临床上用于痰饮喘咳、肠风血痢、遗精、牙痛、口臭及缺乏食欲等症,可谓食药兼优的名贵花卉。

"凌波仙子"水仙 它惜蕊素瓣,清秀俊逸,犹如在一泓清水之上,凌波曼舞,吐泄出阵阵幽香,浓而不烈,清而不淡。它性寒味苦,微甘辛,能祛风除热,活血调经消肿止痛,捣烂敷治腮腺炎、乳腺炎、痈肿疔疮有明显疗效。水仙不仅为观赏名卉,还是药物与制作高级芳香油的原料。

观花养花健身又防病

当人们紧张的工作之余,节假日或清晨、饭后,常乐于踱步园林,徘徊于花木之前,尽情观赏花卉的色、香、韵、姿,以悦目调神获得愉悦感、舒适感、宁静感。研究园林艺术的专家学者认为,各种慢性病患者能够从种植花草与照管、观赏盆栽花卉中得到不少益处。

关于园艺和养生的密切关系,我国民间早就流传过许多民谚,诸如"花中自有健身药"、"养花乃雅事,悦心又增寿"、"养花种草,不急不恼,有动有静,不生杂病"。确实园艺是一项十分有益健康的活动,培土、浇水于花丛之中,看着绽开的朵朵花蕾,闻着沁人心肺的花香,在劳动中得到美的享受与喜悦,在这种悠闲、轻快的园艺劳动中,增加了身体的活动量,调剂了情绪,它对慢性疾病,诸如神经官能症、高血压、心脏病患者,有着改善心血管系统功能、降低血压、缓解紧张情绪、改善大脑皮质机能的功效。一些老年孤独患者参加园艺活动后,从生活中获得乐趣忘记寂寞孤独的感觉,每当看到自己精心照管的花木苗壮成长,开花结果之后,意识到自己的价值与作用,产生一种胜利的喜悦。

据观察,从事园艺劳动的人很少得癌症,这是由于花草树木生长的地方空气清新,阴离子积累也多,呼吸这些阴离子,获得充足的氧气。同时,经常醉心于这块小天地,从而提高了人体免疫力,调节了机体神经系统功能,为防癌与癌症自愈提供了有利条件。

此外,园艺劳动,有动有静,对自己喜爱的花草树木,乐于精心照料细微体察,这也逐渐陶冶了情性,养成细心、耐心、冷静、乐观的心境与性格,成了很好的心理养生。

特别是许多花木对身体就有着直接的益处,如桂花的香味,使人心情舒畅,薄荷的香味,使人思维清晰,石榴、菊花有吸收硫、氟化氢、汞等毒气的作用,茉莉、米兰、丁香的香味能起杀菌效能,天竺葵花香可使人安定镇静,薰衣草的芳香可治疗神经性心动过速。

园艺劳动可以在庭院中的在屋前空地里进行,栽种的花木可以根据主人的喜爱,也可根据年龄和身体状况进行选择,这里略举一些:

1. 适宜老年人的花木,有牡丹、芍药、玫瑰、水仙、月季、茉莉、桂花、五味子花。

2. 用于解除抑郁、烦闷,改善情绪的花木有桃花、桂花、月季、石榴、木芙蓉、凌霄花、郁金香等。

3. 用于安神、镇静的花木有合欢花、水仙花、天竺葵、玫瑰、菊花、兰花、莲花等。

4. 用于杀菌、消炎、预防流感、气管炎、咽喉炎等的花木。有玫瑰、茉莉、桂花、米兰、栀子花等。

5. 用于散寒、兴奋的花木有牡丹、月季、石榴、茉莉花、丁香花等。

6. 用于清热、宁静的花木有荷花、兰花、水仙、迎春花、木槿花、山栀子花、玉簪花等。

7. 用于活血、散淤、舒筋的花木有红花、石榴、凤仙、杜鹃、芍药、凌霄花等。

8. 适宜儿童的花木,有菊花、桂花、薄荷、月季、荷花、玫瑰、天竺葵等。

花粉——长寿佳品

花粉营养丰富,蛋白质含量为 10%～35%,糖类含量达 40% 左右。脂肪含量约 10%、矿物质 2%,并含有氨基酸 22 种,多以游离状态存在,易为人体吸收。此外,还含有 14 种维生素和多种天然酶类等,这些物质对增进人体健康具有重要作用。

前苏联科学家调查了 200 多位百岁老人,发现这些老人经常食用蜂蜜中的沉淀物,这些沉淀物就是花粉的残渣。苏联学者认为,吃花粉食品能长寿的原因与花粉中所含的核酸和维生素 E 有关,每 100 克花粉中含核酸 2.12 克,维生素 E 100 多毫克,远远高于其他食品,核酸可使细胞再生,预防老化和各种慢性病,维生素 E 也有延迟人体细胞衰老的功能。

据国外一些医学研究报道,花粉具有广泛的医疗作用,它能治疗流感,能使老年斑消失,并有使红血球上升的作用。瑞典一名妇女因患脑感染症而失去知觉、聋哑、失明,在服用一段时间的花粉后,竟奇迹般的康复了。日本医学研究人员用花粉食品进行美容研究,30 多名女性经四个月治疗后,美容有效率竟高达 80%。美国的世界拳击冠军耐鲁·约翰逊前几年出版了一本书,以其亲身体会介绍花粉的神奇威力,列举心脏病、风湿病、胃肠病、高血压、关节炎、神经衰弱、肥胖症、癌症等,都可以用花粉和适当运动来加以祛除。

花粉食品虽然营养丰富,能使老年人延年益寿,中年人精力旺盛,促进少年儿童智力发育,对妇女的美容有良好作用,但有些人却与花粉食品无缘,因为他们具有对花粉过敏的体质,容易引发诸如腹痛、腹泻、瘙痒、气促、皮疹等过敏症状,应引起注意。

花卉——可食、可药

在大自然中生长着名目繁多、千姿百态的花卉,它们中蕴藏有不少品种,乃我国丰富的中草药资源的重要组成部分,既供入药用,也可作佳肴。它们在不同时节里,含苞吐蕊争芳夺艳沁人心脾集观赏、药治、食疗于一身。

营养学家研究证明,花卉中含有极为丰富的蛋白质、脂肪、淀粉、氨基酸及糖类等多种营养物质,并富含微量元素及维生素,不仅能烹调成各种美味佳肴,还能加工成多种精美的食品。

这里略举几种颇受人们欢迎的花卉食品,它们既可供食用又可作为药用。

茉莉花　因为掩没群芳之意而得名,为木樨科。每当夏秋之间,百花盛开、灿若繁星、芳香四溢、秀色夺人,因在傍晚怒放,俗称"晚饭花"。花香浓郁而不浊、清婉而不浮,给人以出静凉爽之感,故古人列作"人间第一香"。用茉莉配制的花茶甘醇可口、清香宜人,是人们喜爱的饮料,古时作为"贡茶",它亦茶亦药可以辟秽浊祛宿疾。李时珍赞誉说:"茉莉花茶,饮服二两当眼前无疾,三两可固肌骨,四两即为地仙矣。"茉莉鲜花主要含有酯类、苯甲醇、茉莉花素、安息香酸芳樟醇酯等成分,功能醒脾开郁理气和中,取花朵1~3克泡茶饮用或煎服,一日3次,可治疗腹痛下痢、胃肠不适,花根含生物碱甾醇,每次1~1.5克,泡水服用治失眠。

鸡冠花 别称鸡冠头,色丽姿殊,红花如胭脂,白花似银霜是治疗妇科病的良药,可用治崩漏、带下、血淋、下痢、尿路感染以及吐血、咳嗽等症。它亦药亦菜,鲜嫩的花序切细,入糖或入盐炒食味美可口是一道佳肴。鸡冠花为苋科植物,临床发现不少苋科药、菜富含维生素 C,具有清肝明目功效。见字由"艹"、"见"两部组成,寓意为明目之菜(药),故鸡冠花的苗叶、子实除治疗血症外,还可治疗肝病、眼疾,花籽含有丰富的脂肪油、蛋白质营养价值高,籽粒很小不便服食,可将它置入平锅里,像爆花那样爆炒食用或磨成细末同麦粉做成点心和花色菜。

花卉的养颜护肤功能

众多花卉对人体的美容护肤也有它独到的功能,如茉莉花、玫瑰花、杏花、李花以及桃花等等,都具有滋润皮肤、美容嫩肤,以及治疗面部皮肤炎症,激活皮肤细胞再生等护理和理疗的实际效果。

茉莉花 茉莉花有茉莉花素、香梓醇和酯类等成分。据李时珍的《本草纲目》中有关于茉莉花的记载,"可以蒸油取液,可长发润燥香肌"。在古代人们常用其花叶浸泡于浴盆中进行洗浴洁肤美颜,同时提取香油制成护肤香水使用。据史料记载,在我国的宋、元、明、清时期，那时的妇女们把茉莉花蒸馏取液后，作为日常的面脂、发油使用，具有芳香宜人、润肤护肌的独到作用。

桃花　桃花内含有多种营养成分，其中含有山奈酚、香豆精、三叶豆苷及多种维生素及微量元素等，对促进消除人体皮肤表面的黑色素、雀斑、黑斑均有一定作用。同时，对有效扩张面部皮肤毛细血管的血液循环，促进氧吸收，滋润皮肤均有理想效果。据记载，将新鲜的桃花花朵浸泡入白酒中数日，每日涂擦于脸部，对改善皮肤干燥、粗糙皱纹及一些黑、黄斑等皮肤病，也有显著疗效。

玫瑰花　玫瑰花提取的香精既是相当名贵的香水原料，同时也是嫩肤洁肌、治疗面部皮肤疾病的佳品。在日常生活中，将少许量的玫瑰花瓣浸泡于食醋中，待浸泡 10 天左右后，用纱布滤尽掉其中杂物，早晚涂擦面部，可达到美颜嫩肤的目的，而且对脸部的一些面疮粉刺，也有较好的治疗作用。

杏花　杏花含有抑制皮肤细胞酪酸酶活性物质成分，所以能有效激活皮肤细胞，增加肌肤营养，对面部养颜，清除面疮均有护肤理疗的效果。

花卉还能制作高级饮料，目前一种新型饮料——天然花卉饮料正走俏市场。花卉饮料既不像咖啡因，也不像茶叶含有茶碱，不仅颜色香味令人赏心悦目，而且具有滋润肌肤美容养颜和提神明目之效，常饮能使人延缓衰老青春常在。这种饮料既可用开水冲泡，如有加少许柠檬汁或适量蜂蜜味道更佳。现在市场上流行的花卉饮料，如玫瑰花、向日葵花、菩提花等，花农们精心栽培，不施化肥和农药，待花卉开放时人工采摘后，通过高科技快速脱水确保花型完整和原色原味，消费者们还是争相购买。

另外有些花卉还是高效美容剂，据一位英国皇室御医最近透露：王妃黛安娜的驻颜术，竟全仗于一种来自中国的萱草。这种并不起眼的小草，遍植于白金汉宫药园内，黛安娜每天涂用这种植物根部提炼的浆汁，并因此而留住了青春。萱草在《本草纲目》中就有记载,确有驻颜功效。欧洲几家最大的化妆品公司已经对萱草进行研究,以期在不久的将来推出一系列"萱草护肤品"。

这些花有毒,室内摆放要注意

鲜花可美化环境,陶冶情操,有益身心健康,但也有些花卉对人体有害。据科学家实验,约有 100 多种花卉含有一定毒性,不但污染环境还有使人致病的可能。

兰花　香气会令人过度兴奋,引起失眠。

紫荆花　散发出来的花粉如与人接触过久,会诱发哮喘症或者使咳嗽症状加重。

月季花　散发的浓郁香味会使一些人产生胸闷不适、憋气与呼吸困难。

百合花　香味会使人的中枢神经过度兴奋引起失眠。

一品红　它能流出红白色汁液,刺激皮肤引起过敏、红肿,如误食少许茎叶会引起中毒,严重的能死亡。

水仙花　它能散发出幽雅的清香,但花中含有对人体有毒的石蒜碱,也应引起注意。

万年青　叶片狭长肥大,四季不凋;但其汁液触及皮肤会引起皮炎,奇痒难受,特别是有一种彩叶万年青,叶内含草酸和天门冬素,如误食可灼伤口腔、咽喉、食道、胃肠黏膜,严重会损害声带,使人失音。

夹竹桃　即柳叶桃,虽花朵艳丽,但其花粉有毒,它的枝、叶、树皮、果实也都含有剧毒的夹竹甙,误食数克即可使人恶心、烦躁,重者可致死。

夜来香　香气浓烈,花朵繁茂,有驱蚊之功效,如将该花长期置于居室,便易使人产生头晕、气喘、咳嗽、恶心、乏力、失眠等症状,它刺激、损害人体的植物神经系统,严重时还可使人产生变态反应。

玉丁香 花色纯白,气味芬芳,但长时间接触可引起过敏,气喘,烦躁,倦怠等症状,有的还会引发神经衰弱,失眠,记忆力减退等,故不宜放置室内。

虞美人 果实毒性大,误食后抑制中枢神经系统,重者可导致死亡。

马蹄莲 花形为马蹄形,花色洁白,花茎挺拔,叶含草酸和天门冬素,花有毒,皮肤接触后可引起皮炎、瘙痒,误食花序,会引起中毒昏迷。

含羞草 外观逗人喜爱,花呈淡紫色,绒状,草体内有毒素,过多接触会使人落发、眉毛变稀。

郁金香 花色娇艳,花朵婀娜多姿,但花中含毒碱散发在空气中,人吸入后会出现血压升高,心跳加快以及类似感冒的症状。

罂粟花 全株有白粉、叶长圆形,花呈红、粉红或白色,全株均含罂粟碱,有成瘾性和毒性。

曼陀罗 花、叶、种子均有麻醉性,花中含有莨菪碱和东莨菪碱,能使人产生稀奇古怪的幻觉,严重的会出现惊厥,喉头肿胀,甚至窒息而死。

半夏 其有毒成分对人体局部有强烈的刺激性,误食块茎可使咽喉、口腔麻木、肿痛,甚至窒息。

杜鹃花 黄色杜鹃花中含有四环二萜类毒素,中毒后会引起呕吐、呼吸困难、四肢麻木等。

南天竹 又名天竹、全株有毒,主要含有天竹碱、天竹苷等,误食会引起全身抽搐、痉挛、昏迷等中毒现象。

飞燕草 又名萝卜花,全株有毒,种子毒性更大,主要含有萜生物碱,误食后引起神经中毒,重则会发生痉挛,呼吸衰竭而死。

麦仙翁 夏季开花，全株有剧毒，它的适应性强，能自播繁殖，且生长旺盛，人们切勿触摸它。

紫藤 种子与茎皮均有毒，误食会引起呕吐、腹泻，严重者会发生语言障碍、口鼻出血、手脚发冷，甚至休克死亡。

此外，石蒜、黄蝉、银边翠、光棍树、文殊兰、珊瑚花等也都有不同程度的毒性，要加以警惕。

科学家的研究表明，在花毒中其毒素之一是生物碱，如科学合理地应用可以在医疗上发挥其作用，造福于人类。这种变毒为药的植物与花朵也是比比皆有，如罂粟可用来镇痛、催眠，曼陀罗，其主要成分是东莨菪碱，虽剧毒，但花可入药，具有平喘，镇咳、镇痛作用，还可制成麻沸散，用它实行全身麻醉，给病人治病，虞美人可用做治疗咳嗽、止泻等。

附录二 家居绿化

抗污染的十五种植物

梅 它对环境中二氧化硫、氟化氢、硫化氢、乙烯、苯、醛等的污染都有监测能力,一旦环境中出现硫化物,它的叶片上就会出现斑纹,甚至枯黄脱落,这便是向人们发出警报。

桃竹 它对污染环境的硫化物、氯化物等特别敏感,因此可用来监测上述有害物质。

石竹 又名洛阳花、草石竹,为多年生草本,石竹有吸收二氧化硫和氯气的本领,凡类似有毒气体的地方,可多种石竹,防止毒气污染,石竹种类很多,5~8月开花,花色有红、白、黄及复色或者彩纹。

月季 它能吸收硫化氢、氟化氢、苯、乙苯酚、乙醚等气体,对二氧化硫、二氧化氮也具有相当的抵抗能力。

杜鹃 它是抗二氧化硫等污染的较理想的花木。如石岩杜鹃距二氧化硫污染源300多米的地方也能正常萌芽抽枝。

木槿 它能吸收二氧化硫、氯气、氯化氢、氧化锌等有害气体,它在距氟污染150米的地方亦正常生长。

紫薇 它对二氧化硫、氯气、氯、氟化氢等有害气体抗性较强。每千克干叶能吸收硫 10 克左右。

米兰 它能吸收大气中的二氧化硫和氯气,在含 IPPM 氯气的空气中熏 4 小时,1 千克干叶能吸收氯 0.0048 克。

桂花 它对化学烟雾有特殊的抵抗能力,对氯化氢、硫化氢、苯酚等污染物有不同程度的抵抗性,在氯污染区种植 48 天后,1千克叶片可吸收氯 4.8 克。它还能吸收汞蒸气。

山茶花 它能抵御二氧化硫、氯化氢、铬酸和硝酸烟雾等有害物质的侵害,对大气有净化作用。

龟背竹 又名电线兰、龟背蕉,茎多节似竹而得名,叶色油绿,叶形为长椭圆,是大型常绿藤本植物,夜间具有吸收人体排出的废气——二氧化氮的特点。据测定龟背竹与其他花卉相比,吸收二氧化氮的能力高达 6 倍以上。

万寿菊 又名臭芙蓉、臭菊,一年生草本植物,每年 6～10 月开花,花色有金黄、橙黄,植株高的花大色鲜,花期长达 5 个月,可吸收大自然二氧化硫、氯气、氟化氢等有害气体。

金盏花 又名金盏菊、长生菊,一年生或两年生草本植物,春季播种,夏季开金黄、枯黄、橙黄色花,可吸收空气中的氰化物、硫化物等有毒气体。

美人蕉 又称凤尾花,多年生草本,5～10 月开花,花色有红、黄、乳白等色,花朵鲜艳,花期较长,叶如芭蕉,鲜红可爱,经多次测试美人蕉对二氧化硫有很强的抗性。

石榴树 抗污染面较广,他能吸收二氧化硫,对氯气、氯化氢、臭氧、水杨酸、二氧化氮、氯化氢等都有吸收和抵抗作用。

能净化空气的仙人掌

仙人掌是一种形态奇特的植物,它那"绿色的手掌"犹如一柄柄宝剑直指蓝天,在缺水的旱地、沙地或嶙峋的山峦之间也能巍然屹立,俨若赳赳卫士,在乡间农舍有以它作为隔墙篱笆。在海南岛南海滨还可以看到一片片茎高一二米的仙人掌,枝头满挂着紫红色、形似枇杷的果实,煞是好看。

仙人掌是一大家族,品种繁多,世界上最大的仙人掌生长在美国加州和亚利桑那州及墨西哥的萨瓜罗,它的圆柱体以仙影拳的方式伸出几条胳膊,高度竟有 17.67 米。在墨西哥仙人掌被视为国花,墨西哥的国旗、国徽、货币上,均有一只雄鹰口中叼着一条蛇立在仙人掌上的图案,以象征顽强不屈的斗争精神。

如今种植仙人掌的人们愈来愈多了,因为它形态独特、花色艳丽、养护简单,并具有观赏、净化空气等作用,成为居家人们理想的栽培植物之一。它常被盆栽后,置于阳台、案头、居室或餐桌旁、书架边、博古架上,成为陈设、装饰物,令人赏心悦目。

仙人掌的食用功能不可忽视。它的茎果营养丰富,含糖、脂肪、蛋白质。地中海周围居民常用作饭食;在墨西哥人们食谱中,它的茎片可腌制成佳肴,它的果可制成果饼,还可用来酿酒,被列为可敬客的佳点、饮料。我国人民用仙人掌制作美食也逐渐被广泛接受,至于仙人掌的药用价值,更是为许多人所赏识,我们的祖先很早就用仙人掌来治疗皮肤疮毒、烫伤、皮炎等病。

仙人掌喜温暖和阳光充足的环境,它的耐旱能力较强,即使在极端干旱的地方仍能生长、繁殖,这是因为它的植株结构独特,它的根能深深扎入土壤吸取地下水源,其茎内含有大量善于贮水并具有控制水分起到"开关"作用的细胞,茎的表层又有一层可防水分散发的蜡状物,因此不怕因缺少水分而枯萎。

仙人掌的栽培管理繁殖方法简便易行,先在盆内放一些碎瓦片等排水物,再放上培养土栽植时不宜太深,以根茎和盆土相平为适,栽后稍浇点水。培养土多用普通培养土,加粗沙和碎砖屑混合组成,也可加些腐叶。仙人掌一般不必施肥,每年春季最好换盆一次,以利生长繁殖。盛夏高温季节,每天早、晚各喷雾一次,保持湿润,并注意通风,秋季应控制水分,入冬移置室内停止喷水。

净化水质的植物

芦苇 是一种禾本科多年生草本植物,地下有粗壮匍匐的根茎,它是温带、亚热带地区最为常见的一种湿生和沼生植物,生长于湖边、河岸,渠道旁或河流出海口附近和大片生长在烟波浩渺的江河湖区,它极耐水淹,还可在温带、荒漠地区有地下水的地方繁殖,对严酷环境,有着顽强的适应力,形成芦苇草甸、芦苇沼泽、芦苇荡等芦苇群落,对净水污水有着很好的作用,故有"植物之王"的誉称。

水葫芦 又称凤眼莲、水风信子。它属久雨花科,茎中海绵组织发达,气囊大量充气,故能在水中直立或漂浮。它是一种污水净化器,据测定一万平方米左右的水葫芦 24 小时内能从污水中吸附 34 公斤钠,22 公斤钙,17 公斤磷,4 公斤锰,2.1 公斤酚,89 克汞等,它能将酚、氰等有毒物质分解为无毒物质。

由于它生长迅速,繁殖能力极强,有时也会造成生态灾难。

此外,诸多飘浮于水面,随波逐流,结构简单,开白色小花,茎成叶状的浮萍,叶呈绦状柔软细弱,能耐涝的金鱼藤以及水葱、香蒲、茳草、空心苋等,均是能净化水质的植物。

降噪消声的植物

　　在植物王国里,不少植物具有降噪消声的功能,诸如水杉、云杉、圆柏、龙柏、雪松、桂花、臭椿、女贞、杨树、栎树、鹅掌楸、珊瑚树等。科学试验表明,在马路旁栽植杨树、桂花树、珊瑚树可降低噪音5～7分贝,其中尤以珊瑚树效果最佳。珊瑚树属忍冬科植物,又名"法国冬青",常绿灌木或小乔木,高达三米以上,它枝繁叶茂,树冠较为矮小,其降噪消声能力较之树冠高大的乔木更为强大,此外,女贞也是降低噪声很好的优良树种,在机场跑道两旁种植女贞其噪音降低的效果也十分明显。

吊兰——天然的"空调器"

　　吊兰没有娇艳绚丽的花朵,也没有浓郁诱人的芳香,但却以清秀淡雅的绿叶,横伸倒偃的花葶,让人赏心悦目,赢得人们的钟爱,成为居室中悬吊、装饰的佳品。

　　吊兰,人们又称它为倒吊兰,倒吊兰者顾名思义是倒着往下吊,它正是用自己身上长出的那条细长的茎,把长在茎梢上的一棵小兰花苗往下吊,那棵小兰花苗长到一定的程度便又长出一条细长的茎来,并且与它的前辈一样,再把长在自己这条茎梢上的一棵小兰花苗往下吊,如此一节一节的不断往下吊去,几乎所有别的花果、别的草木,无一不是朝上生、向高处长的,唯独吊兰偏偏往下吊,这种不随"世俗"累连不绝悬空恁虚在微风轻荡下,摇摇曳曳的风姿,给人超凡脱俗高雅、潇洒的感觉。

"凌空飞来一群仙,春意婆娑舞翩翩。"吊兰系多年生的常绿宿根草花,根叶颇似兰花,宜褂于廊、檐、帘、架,它那下垂花亭对空间起着别饶风趣的装饰作用,故被人们誉为"空中花卉"。

吊兰除给人观赏外,还有着它独特的优点,它能调节室温、净化空气,可说是保护环境的天然"空调器"。由于它有着垂直绿化的特点,如在室内悬挂二、三盆吊兰,通过它的蒸腾功能将水分送到空气中,便可把空气湿度提高40%,从而降低与调节室内的温度。此外,还有吸附空气中的灰尘与噪音作用,减少对人体的污染危害。

吊兰的药用价值也是不可忽视的,由于它性凉味甘酸、具有清热解毒、养阴、滋肺、活血、祛淤功效,可用于治疗感冒、发热、咳嗽、声嘶、闭经、铁打损伤,痛痈肿毒、牙痛等症状。民间常用鲜吊兰、枇杷叶、各15克,或用吊兰根30克加冰糖适量,用水煎服来治疗肺热咳嗽者,用吊兰叶捣烂、用酒炒热敷跌打损伤肿痛者的患处,均可收到良好效果。

四季常青的竹子

竹了四季常青,枝叶繁茂,体态多姿,给山川添秀,为大地增色。它那修长的身躯,高雅宁静柔美坚韧的性格,加之池光竹影,翠绿掩屋,令人无不爱慕。

东方的特产植物

全世界竹林总面积约1400万公顷,主要分布在亚洲。我国地处世界竹子分布的中心,是世界竹林资源最丰富的国家。据统计,无论就竹种资源、竹林面积、蓄积量、竹材与竹笋产量等方面,我国均居世界第一位。我国竹林总面积达 340 万公顷,年产竹材经 600 万～700 万吨,分布在 17 个省,其分布高度可到 2300 公尺的秦岭与 3400 公尺的峨眉山。浙江、湖南、广东、福建、台湾是竹林最多的省。

竹子既非草本,也非木本,它在植物界中自成特殊的一族,一个独立的竹科,共有 47 属,约 1250 种。世界上第一部竹子分类专著是我国晋代戴凯之著的《竹谱》。

竹类家族可分两大类,一是丛生竹,多分布于热带与南亚热带,耐高温高湿,竹竿细长、青翠、韧性大,多用于制竹用具、编织与工艺品,如青皮竹、麻竹、蒿竹、粉竹等;一类是散生竹,竹株散生,耐旱耐低温,可达 -10℃,竹竿高大、坚硬,多用于建筑、制造工具等。

竹子生长快,出土后五厘米生长尤快,有的一天可长高一米。一二个月便可长成 20 米高,是植物中生长最快的。竹的伐期短,一般五六年就可成林砍伐,江南有"存三去四不留七"的经营法,即三年竹不能砍,四年就可以砍了,七年就千万不能留了。

竹子的多种功用

竹子栽植于园林中供人观赏,或培育于盆景中使室内充满生机,古往今来爱竹者甚多。传说王徽之非常喜欢竹子,当他听说吴中有一士大夫家中有好竹,就驱车前往观看,来到竹子下他看得入神,主人请他进屋坐看,他也未听见,主人只好关上了门,而他就伫立在竹下观赏到尽兴才离去。后来他租了一幢空房居住,命人种竹,人问他为什么,他指着竹子说:"何可一日 无此君耶?"于是后人又把竹子称为"此君"。宋代诗人苏东坡有一赞赏竹子的名句:"可使食无肉,不可居无竹。"也可见竹子的观赏价值了。

竹子的观赏价值还表现在它有着许多传说故事。如"湘竹"上斑斑点点的花纹,犹如泪珠痕迹;江西的"墨竹"。传说是苏东坡到黄州赴任时,途经此地,一时诗兴大作,欣然命笔,无意间将墨荡洒在竹林间,于是这一片竹子均带有点墨痕;广东的"红竹",相传南宋文天祥到此摘下竹叶,嚼血占卦吉凶所留,所以至今这一片竹林仍"血痕犹存";福建的"葫芦竹"、黄州的"十二时竹"、剡山的"人面竹"、舟山群岛的"紫竹"、崇阳县的"龟文竹"、罗浮山的"龙公竹"、黄州的"蕲竹"等等,无不以不同的传说,脍炙人口,传诵于世。

竹子的功能绝不仅仅在于给人观赏,而更多的还在于它的实用价值。竹子可酿酒,山西汾阳杏花村出产的名酒"竹叶青",最初便是以竹叶泡制而得名的。后来才加以当归、砂仁、檀香等药材浸泡调制而成,而竹菇、竹沥都是常用中药。

竹笋又名竹肉,一股清香美味,人人爱吃。在傣族还有"生吃竹虫"的习俗,即将竹虫洗净,生剁,拌以少许米粉,加作料即可食用。至于竹笋在宴食上更是普遍,诸如红烧笋、炒三冬、油爆笋尖、鲜炒绿笋、油焖黄笋、火烤笋、炒笋丝、腌笋、卤笋、笋饼等,均不失为东方美食。竹子是最好的造纸原料。古人在没有纸张以前,曾用竹子作纸,被叫成"竹简",以竹子为布俗称"竹布",亦是一俗。

竹子由于收缩量小而弹性与韧性都很高,其顺纹抗拉强度每平方厘米能承载 1800 公斤,相当于杉木的二倍半。加以竹的比重轻按单位重量计算,竹的单位重量的抗拉能力就比钢材强二三倍,故有着植物界的"钢铁"之誉称。它不仅可以代替钢筋,浇注竹筋水泥建筑物,也是高级特种工业用纸与优良人造丝的好原料。

竹子搭盖的房子是我国南方人民旧时主要居住习俗之一,称为竹楼或竹寮,目前一些少数民族地区还用竹子或竹木结构盖成房子居住,充满着浓郁的民族色彩。至于用竹子制成的制品就更多了:画屏、竹席、竹椅、纸篓、模型、果盘、提包、烟斗、筷子、玩具、花瓶、鸟笼、笔筒、雨伞、乐器、手杖、鱼竿、扇骨、笔管等等更是不胜枚举。许多精美的竹编工艺品还远销海外。

竹子与传统文化

中华民族与竹结下了不解之缘,多少年来人们为之击节咏唱,中国文化浸透了竹子的印痕。竹子杆直、空心、清拔有节,历为人们赋予谦虚、有气节的美德,而其长青不衰,人们尊它为"岁寒三友",与梅、兰、菊并称"四君子"。历代文人墨客无不爱竹、咏竹,从《诗经》开始,咏竹诗文画,代代有佳作。一些著名诗人还以竹为号,如魏晋的嵇康、阮籍等相聚竹林,称为"竹林七贤";唐代李白、孔巢文等号称"竹溪六逸";北宋作家廖止一自号"竹坡居士";南宋诗人林希逸自称"竹溪"。唐代白居易写《养竹记》,推崇"竹似贤"、"竹性真"、"竹节贞"。文人画竹在我国书画传说中也是一个重要的艺术门类,宋代文同、元代赵孟頫、明代宋克等,而集古今画竹之大成者。清代郑板桥在《竹石图》题诗中:"咬定青山不放松,立根原在破岩中。千磨万击还坚劲,任尔东西南北风。"更是写尽竹子的不屈、坚贞、高节的秉性与品格。竹子反映着中国人民高尚志趣,凝聚着中华民族仁人志士的高达、虚心、坚贞、旷远的文化心理,象征着我们民族的性格与情趣。

居室绿化

美化家居除摆设各种家具外便是点缀花卉了,常言道:"室雅何需大,花香不在多。"如能在室内陈设一些花卉,使室内绿化起来,就会使满室春意盎然,生机勃勃,令人感到舒适、快慰、疲劳顿失。

室内最适宜选植四季常青的花木,诸如吊兰、文竹、常春藤、龟背竹、万年青、棕竹、铁线蕨、四季海棠、君子兰、绿萝、马蹄莲等。此外,还可以根据各人爱好来选用,其中赏花类的可选用玫瑰、月季、山茶、仙客来、杜鹃;有观叶类的如苏铁、巴西木、一品红;观果类的如金橘、佛手、石榴、五色椒;观茎类的如观音竹、仙人掌、湘妃竹、四方竹等;香花类的如米兰、水仙、茉莉、含笑、兰花、白玉兰等;观芽类的如银柳等。

在家具的间隙、沙发的右侧位置,可适当放置花卉盆景;在书桌、梳妆台与床头柜等处,可选用含有挥发性油类与杀菌力强,净化室内空气的米兰、茉莉之类香花植物,在窗户的窗帘杆上可悬挂吊兰之类的花卉等。

居室插花也可起到美化作用,给生活增添情趣。插花是以各种鲜活花草经过巧妙剪切、配置、编织或插于瓶中、或挂于墙壁、或置于桌几之上,以瓶插为最常见,一般以一种色彩浓艳的花为主,再配以绿叶或淡雅花卉为辅。如插菊花、月季时,尽可能保留碧绿叶片,使之有婆娑起舞之妙;插蜡梅、红梅时,注意造型,使之有疏影横斜的景色;插玉兰则要展示其亭亭玉立的风姿;插海棠须见临风依依的容貌……总之要讲究韵味,花不在多,全在于放置均匀、幽雅,所谓"赏花只需两三枝"。在剪取花枝时,以未完全开放的花并带有叶的为好,花枝以单数的较易安排。将最合意的花为主,再配以其他花为衬,组成一个不等边的三角形花序最佳。壁插花卉挂于高处,让枝叶低垂缭绕,有恍若悬崖落英之美。为了延长瓶插花卉的花期,不妨在瓶中放些糖水,或扩大花枝根部的切口面,采用斜切面将根部一分为四,内入一颗小石子撑开裂口以利吸收水分。

用花卉点缀居室要求小巧玲珑,并应结合家具形色、墙壁色彩、光线的明暗等全面考虑,又要突出重点。如客厅可突出热烈、瑰丽多彩;书房要突出朴素、清静幽雅;卧室突出芬芳、香气盎然(但浓烈的香花不宜放置室内,尤其像夜来香等)。还应考虑到四季有别:一般春天以花为主,配以青绿;盛夏以芳香为主,配以盆景;晚秋、初冬以果为主,配以叶花;寒冬以看青为主,配以花果;遇上传统佳节,可点缀水仙或盆栽金橘尤佳。

　　盆花在室内放置的位置要考虑到各种花卉的特性。通常冬、春开花的花卉,如茶花、水仙、一品红、蟹爪兰、仙客来以及喜欢强光高温的花卉,如米兰、茉莉、白兰花等,应放在窗台上或阳光充足处;喜阳光但耐低温或处于休眠状态的花卉,如桂花、文竹、金橘、仙人掌等,可放在有散射光的地方,其他较耐寒而已落叶或对光线要求一般的花卉,如石榴、月季、夹竹桃等,可放在没有阳光的阴冷处。假如主人外出,为防盆花缺水可用以下办法:①若短期外出,可给所有盆花浇透水,再置于荫凉无风地方;②在盆花旁边放上一盆水,将一条厚毛巾的一端浸在水中,另一端放在花盆里,利用毛细管作用湿润盆土;③将盆花放在大瓷盘中,然后在盘中装上湿沙;④给盆花表面铺上一层较厚的湿苔藓。

不同居室的植物摆设

　　居室中由于室间的性质、用处不同,在植物装饰上也应有所区别。

　　客厅的植物装饰　客厅是家人团聚与会客的场所,植物装饰宜简朴、美观,不宜过杂,并要考虑按家具式样与墙壁色彩来选择合适的植物种类。一般宜放置在墙角几架,壁面与空中等处。如在墙角摆饰榕树、棕竹、龟背竹等大中型盆栽,几架上放置秋海棠、蕨类与仙人掌、仙人球与肉质植物等小型盆栽,台面上放一盆盆花或瓶插,壁面与空间吊垂些绿萝,或吊竹草、吊兰等。

　　卧室的植物装饰　卧室是休息睡眠的场所,植物装饰要造成轻松、宁静的气氛,使人神经松弛,以利休息。如窗旁摆置一盆茉莉或月季,可飘荡芳香,舒适宜人,或放置一盆浅绿叶片的蕨类植物,可使卧室增添几分柔和、温馨,令人轻松愉快。

书房的植物装饰　书房是读书写作的学习之地,如置以绿色的棕榈或小巧的盆栽,如万年青、波士顿蕨类,可以营造出静穆安宁感,形成良好的学习环境;在书架顶部或墙壁处吊挂一些绿萝、常春藤等盆栽植物,也可平添幽雅,缓和疲劳的视力。

饭厅的植物装饰　饭厅是家人进餐的地方,植物装饰以有利心情愉快增进食欲为好。如在饭厅周围摆设棕榈类、凤梨类、变叶木等叶片亮绿或色彩缤纷的大、中型盆栽植物为宜;也可按不同季节进行更替,可春用春兰、夏用紫苏、秋用秋菊、冬用一品红等。

厨房的植物装饰　厨房是烹饪之地,烟火多,温度、湿度也大。因此,以小型盆花盆栽为宜。可在窗旁橱柜顶部或盛物架空置处摆上吊兰及某些果蔬植物,如葱、观赏辣椒等也很好,还可在空闲的柜台上用一些菜蔬的剩余物,如胡萝卜、萝卜、球茎甘蓝等带叶的茎端部分插于盛水浅盆中作为点缀,也会体现出厨房的特点与气氛。

综合式厅房的植物装饰　有些家宅使用面积不大,不少日常生活事宜均在同一室内进行,造成一室多用的状态,则要充分利用挂壁、吊盆、吊篮、壁架等陈设手法填补平面用地的不足,以形成一个立体的空间绿化面,充分发挥室内装饰植物的作用。此外还可巧用台面、柜顶边角,以中小型盆栽植物来摆设。综合式厅房的植物装饰色彩要鲜艳,为观花的杜鹃、菊花、仙客来等季节性花卉,再配以变叶木、竹芋等叶片斑驳的观叶植物,更可使之五彩缤纷,互相衬托。

居室育花的窍门

室内装饰植物的栽培与室外不同,关键是要依据光照、水分、温度、湿度、空气等因素的不同而做出恰当的选择。

光照　各种植物是在不同光照下生长的,室内的进光量是依照窗户的数量、大小、季节的不同加上室外的围绕物情况而定的。白色的建筑物能将光线反射进窗口而增强室内光照水平,这种居室内盆栽植物,只需从东、北窗获得光照便可生长。喜阴植物,如万年青、白网纹草、子蕨类等,对光的忍耐力很低,应避免强光照;而仙人掌与肉质植物类,大部分观赏花植物,观赏果植物,果蔬类植物以及部分木本观叶植物喜强光,则应放置尽量靠近光线充足的窗口。如果室内植物光照不足,也可采用人工光照法来补充,使之能长久生长于室内。

水分　一般来说室内光线较弱,摆设的植物需水量也较少,但不同种类有不同的需水量,草化、阴生或喜阴的观叶植物以及一些喜湿植物需水分较多,而多肉植物或有地下块茎与肉质根的植物则需水量较少,因此,浇水过多会导致植物烂根死亡。

温度　当今流行的室内植物大多数原产于热带和亚热带地区,它们要求在较高的室温下生长,以不低于10℃,最宜是18℃～25℃之间,昼夜温差也不宜太大。

夏季室温炎热,一般20℃～30℃不会导致大部分室内植物受害,即使一些喜凉的植物,只要保持室内通风与一定温度即可。室内摆设植物不可让植物靠近冰箱、冷暖气机、空调机与炉旁,以免受周围高温影响;寒冬之时也不要把一些不耐低温的盆栽植物摆放在窗口处,以防窗口缝隙漏入冷风吹袭受冻。

空气　要经常打开门窗,使室内空气流通,以利植物生长。大多数室内植物对空气污染较为敏感,如家用电气炉漏出的气体、氯气、氟气氢等都会影响植物生长,空气含尘量大的地方也会影响植物正常的生长与呼吸。选择一些耐污染的植物,如仙人掌、多肉植物、南洋杉、橡胶榕、苏铁等。

湿度　大多数植物喜爱在 40 % 的湿度下生长,室内湿度一般春夏较高,秋冬较低。为了提高湿度可施行喷水、蒸水、套塑料袋以及水碟,埋盆子等法来解决。水碟法是在盛有小石子的水碟上放置盆花来增加湿度的方法;埋盆法是把小盆植物埋入盛满湿透水苔的大盆中,以维持植物附近的湿度。

庭院绿化

住宅内的庭院绿化是一件不可等闲视之的事,它能给居室增添一件绿色的外衣,显得更加幽雅、闲静,能使满屋飘香、赏心悦目,与人的身心健康有着密切关系。理想的庭院绿化,可以起到遮阳、挡风、防尘、吸毒、消音的作用。

庭院绿化首先要根据空地面积、朝向、土质等条件来合理安排部署,确定栽种的种类。如果空地面积较大,可以选择一些有棘刺的直立或藤蔓树种,如火棘、枸橘等围栽成一道墙垣式的绿色篱笆,既通风又遮阳,还可起到隔离与围护的作用。在朝向问题上,也应讲究,东南面宜种落叶乔木或生长不高的果树,如石榴、樱桃、梨、桃等,冬日不遮阳,夏日可庇荫;西南面可栽种蜡梅、桂花、迎春等耐寒花木与樟、雪松、枇杷等常绿树木,冬日可挡风,夏日可乘凉。乔木与灌木间也不妨配置一些可供观赏的花卉。此外,庭院中还可栽种竹子,它四季常青,形态雅致,经霜不凋、葱茏多姿、修长可爱,可使庭院充满诗情画意。

　　庭院里还可栽种药用花,既可观赏又可药用。可根据不同需要选择花的种类,有慢性肾炎与心脏病的人,下肢经常浮肿,可在院内种些石竹花,它春天开花,夏季收获,全株入药,煎服能清热消肿;患有慢性咽喉炎的人,经常嗓子疼,可在院内种些金银花,此花黄白相映,香味扑鼻,经常泡饮,能润肺清心、消炎止痛;肾虚腰膝疼痛患者,可在院内栽一两棵枸杞,它春天开放淡紫色小花,夏天结成串串红色枸杞子,晒干后可当药用,滋补肝肾、益精明目;有慢性关节炎或腰肌劳损的人,可栽种红花,它鲜红似火,光彩夺目,采下阴干,放入酒中浸泡,即为红花酒,可治慢性关节炎,腰肌劳损。此外,有些药用花,应用范围很广,又可观赏,更应栽种,如金银花、菊花(红菊、金菊)、仙人掌等。菊花中的金菊能消肿拔毒;红菊能平肝凉血,白菊能清热明目,紫菊能利肺消喘。仙人掌内服可治痢疾肠炎,外敷可治疖腮烫伤。

安得草色入帘青

　　要使房舍空气清新、郁郁葱葱,有一项不可忽视的工作,便是给它披上绿色的外衣。在庭院中栽种常绿树、藤蔓、地锦,种上草坪等都是有益的。它们可使满院飘香、赏心悦目,还能起到遮阳、挡风、防光、吸毒、消音等作用,有助于健康。

　　地锦是多年生攀缘植物,它的茎上生有短而分叉的卷须,须的末端生有吸盘,能吸附在树干、墙壁和其他物体上。春夏之交,叶腋处抽出花序,开出五瓣黄中带绿的小花,继而结出黑色如豆粒般的小浆果;到了秋天,叶子由绿变黄,由黄变绿,斑斑驳驳,煞是好看。地锦生命力很强,易于栽植,贴近墙壁便向上攀。它顺着墙壁攀缘时,还会自动避开门窗,不影响门窗开关。地锦的栽植方法简便,或插枝、或移根均可。土壤不宜过湿,如土壤疏通性不好,可掺入一些河沙。春季从根部发出嫩芽时,切断部分老根,连嫩芽一起移植最易成活;夏季气温高抢雨插枝,成活率也高。栽植初期要适当遮荫避光,以增加空气湿度提高成活率。

草坪犹如一块绿茸茸的大地毯,又像一台空气净化器。据测定每平方米的草坪,每小时可以吸收二氧化碳 1.5 克,而每人每小时呼出的二氧化碳为 38 克,城市居民每人有 25 平方米的草地就可以把人们呼出的二氧化碳吸收完毕。草坪还是天然的吸尘器,它可以减少飘尘,一层生长茂盛的草坪,它的叶片总面积是它占地面积的 20 倍,它能连续不断吸附过滤空气中的尘埃,一般地说草坪的吸尘能力要比裸地高出 70 倍以上。草坪还是天然空调器,炎夏酷暑时,草坪上的温度要比水泥、柏油地面低许多度,在隆冬季节,草坪上的温度则比水泥、柏油地高出好多度。

目前传统的草皮移植已满足不了大规模铺建草坪的需要。近些年来,国际上启用一项新技术叫"人造草坪植生带",这是利用工厂的碎布角料,加工制成薄而富有弹性的无纺布,在两层无纺布之间均匀而有比例地撒上优质草籽和肥料,经定位复合就滚成一卷卷"人造草坪植生带",既可运输,又便于贮藏,使用时像铺地毯一样铺在平整的土地上,再撒上无杂草的细砂土喷水育养,1 周左右即可萌生出草苗,1 个月左右便成绿茵茵的草坪了。

阳台的绿化

阳台的绿化形式

悬垂式:一是悬挂于阳台顶板上,用小容器栽种垂盆植物,美化立体空间;二是在阳台栏沿上悬挂小型容器,栽植藤蔓或披散型植物,使其枝叶悬挂于阳台之外,美化围栏和街景。

藤棚式:可使用蔓生植物的枝叶牵引至阳台棚架上,形成荫栅或荫篱。

附壁式:在绿化围栏及附近墙壁放置木本藤蔓植物,还可利用墙壁镶嵌特制的半边花瓶式花盆,用其栽植观叶植物。

花架式:在较小的阳台上,可利用阶梯式或其他形式的盆架,进行立体盆药布置,在加大绿化面积的同时美化街景。

花槽式:花槽适合较大型花木,也可种植攀缘植物,位置固定。材质上可选择水泥、砖砌、耐腐木材等。花池、花槽内应采取防水设施,在植物的选择上应考虑分枝多、花朵繁、花期长的耐干旱花卉。

根据朝向选择植物

根据光照选择适宜的花卉,但应注意层次分明格调统一,种类不宜太多太杂。南向阳台或东向阳台特点是光照时间长、温度高、易干燥,适宜种植喜光、耐旱的观花果类花卉。如茉莉、米兰、石榴、含笑、龙船花、彩叶扶桑、栀子花、垂吊矮牵牛、百日草、向日葵、一品红、一串红、大丽花、三色堇、金鱼草、黄帝菊、天竺葵、石竹、银叶菊、非洲凤仙、金盏菊、瓜叶菊、三角梅、常春藤、蟹爪兰、绿萝、彩叶草、锦蔓长春、长春花、凌霄、牵牛花、天门冬、吊兰、扶桑、马缨丹、太阳花、各类月季、葡萄、金橘、观赏凤梨、朱蕉、紫露草、小型苏铁、橡皮树、千叶兰、火棘、黄金葛、倒挂金钟、观赏辣椒、凤尾鸡冠、蜡梅、冬珊瑚、美女樱、梅花、紫罗兰、薄荷、金银花、迎春、鸢尾、朱顶红、大花秋葵、大花萱草、草莓、醉蝶花、美人蕉、兰花类(春兰、寒兰、君子兰、墨兰等)、欧洲报春花、桂花、铁线莲、薄包花、百合、石隶、韭兰、葱兰、米兰、小苍兰、金边富贵竹、花毛茛、白兰花、芍药、紫薇、南天竹、枸杞、仙人掌类及其他小型多肉植物、盆栽榕树等。

北向较阴的阳台适宜种植耐阴或半耐阴的观花、观叶植物。

如：八仙花、玉簪、文竹、花叶常春藤、万年青、椒草类、喜林芋类、吊兰、观赏蕨、春芋、龟背竹、绿萝、袖珍椰子、观叶秋海棠、吊竹梅、紫凤梨、散尾葵、马拉巴栗、蕨类(肾蕨、凤尾蕨、波士顿、鸟巢蕨、铁线蕨)、卷柏、麦冬、蜘蛛兰、一叶兰、花叶芋、红掌、花叶豆瓣绿、黑叶观音莲、蔓绿绒类(心叶蔓绿绒、立叶蔓绿绒、琴叶蔓绿绒)、金钱蒲、四季海棠、山茶、棕竹、鹅掌柴、虎耳草、白网纹草、八角金盘、旱伞草、天门冬、水仙等。

西向阳台夏季西晒较严重，可选用一些藤本植物，也选用一些耐高温的植物。如：太阳花、紫露草、常春油麻藤、三角梅、仙人掌科(蟹爪兰、金琥、仙人掌、量天尺、令箭荷花等)、垂盆草、凌霄、茑萝、牵牛花、金鱼草、长春花、鸡冠花、大丽花、石丽花、石竹、大花萱草、迎春、金银花、美丽月见草、福禄考、火棘、梅花、一串红、冬珊瑚、美女樱、三色堇、百日草、落葵、观赏南瓜、贴梗海棠、白兰花、紫薇、枸杞等。